医疗机构人力资源管理
理论与实践

薛维娜 著

延边大学出版社

图书在版编目（ＣＩＰ）数据

医疗机构人力资源管理理论与实践 / 薛维娜著. --
延吉：延边大学出版社,2019.4
　　ISBN 978-7-5688-6688-0

　　Ⅰ. ①医… Ⅱ. ①薛… Ⅲ. ①医疗卫生组织机构－人
力资源管理－中国 Ⅳ. ①R199.2

　　中国版本图书馆 CIP 数据核字(2019)第 077945 号

医疗机构人力资源管理理论与实践

著　　者：薛维娜
责任编辑：许　晖
封面设计：延大兴业
出版发行：延边大学出版社
社　　址：吉林省延吉市公园路 977 号　　　邮　　编：133002
网　　址：http://www.ydcbs.com　　　E-mail：ydcbs@ydcbs.com
电　　话：0433-2732435　　　　　　传　　真：0433-2732434
制　　作：山东延大兴业文化传媒有限责任公司
印　　刷：天津雅泽印刷有限公司
开　　本：787×1092　1/16
印　　张：15.5
字　　数：200 千字
版　　次：2019 年 8 月第 1 版
印　　次：2019 年 8 月第 1 次
书　　号：ISBN 978-7-5688-6688-0

定价：64.00 元

作者简介

薛维娜，女，贵州遵义人，讲师，2007年7月毕业于山东大学行政管理专业，硕士研究生，主要研究方向：卫生事业管理、人力资源管理。

作者简介

前　言

　　21 世纪，生命科学将以惊人的速度向前发展，医学专业成为人才需求量较大的专业之一。重视医院中人的因素，加强人力资源的开发与管理这一思想已经逐步被医院所接受。医院的人力资源管理已经成为医院管理的核心环节，加强医院的人力资源管理不仅可以整合医院的资源，而且能够提高医疗人员素质，进一步加强医院的核心竞争力。

　　同样，人力资源是医院的战略资源，其他资源则是人力资源的附属资源。医院的人力资源是构成医院职能战略的重要因素，是医院进行各种活动的基本力量。就此而言，医院管理就是对人的管理。

　　本书的第一、二、三章分别向读者介绍了人力资源、人力资源管理、现代医疗机构的人力资源管理、战略性卫生人力资源管理等概念，着重分析了人力资源管理的重要性。

　　在医疗机构对人力资源的管理中，其关注对象就是员工。对员工的管理、教育以及员工的薪酬等方面都是人力资源管理的内容，任何一个部分都是不能忽视的。另外，医院人力资源编制设置也是医院战略管理的一个重要组成部分，在医院管理工作中占有重要地位。所以，在本书的第四、五、六、七、八章分别对以上的内容进行了具体的分析，并针对我国医疗机构的发展存在的问题提出了合理化的建议。

　　随着经济全球化的进一步发展和全球竞争加剧，医院的发展与竞争已不再仅仅取决于规模、设备、资金等物质资源，而最终的衡量标准是医院所掌握的知识和技能。"争天下者必先争人"，人力资源作为医院资源的最关键的资源，是最活跃和最积极的生产要素，并且在各类医院的经营管理中，医院人力资源管理是至关重要的。在本书的最后一章，笔者就新形势下医疗机构的人力资源发展趋势做了具体的阐述，提出了发展建议，为我国医疗机构的人力资源管理发展指明了方向。

现代医院管理是以人力资源为核心的管理，在医院管理中要坚持和贯彻"以人为本"，使"人"与"工作"和谐地融合起来，才能实现医院和员工的"双赢"，达到利益最大化。

在本书的写作过程中，作者参考了国内许多同类专著，汲取了其中许多精髓，但由于时间仓促，书中疏漏和不足之处在所难免，恳请专家、同行和广大读者不吝指正。

目 录

第一章 导论

第一节 人力资源的基本概念和作用

一、人力资源的相关概念

（一）人力资源的概念

资源是指资财的来源。从经济学的角度来说，资源是为了创造物质财富而投入生产活动中的一切要素，包括自然资源、资本资源、信息资源和人力资源。其中，人力资源既是生产活动中最活跃的因素，也是一切资源中最重要的资源，由于该资源的特殊重要性，经济学家和管理学家称其为第一资源。

"人力资源"（Human Resources）这一概念最早于 1919 年由约翰•R•康芒斯（J.R.Commons）在其著作《产业信誉》中提出。现代意义上的"人力资源"概念是由彼得•德鲁克（Peter F.Drucker）于 1954 年在《管理的实践》一书中提出的。他认为，与其他资源相比，人力资源是一种特殊的资源，必须通过有效的激励机制才能开发利用，并能够为企业带来可观的经济价值。

我们认为，人力资源是指一个社会在一定范围内为社会创造物质和精神财富、推动社会和经济发展的具有体力劳动能力和智力劳动能力的人的总称。国内学者郑绍廉则主要从整个社会经济发展的宏观角度对人力资源进行了界定。他认为，人力资源是指能够推动整个经济和社会发展的、具有智力劳动和体力劳动能力的人们的综合。

有学者认为，所谓的人力资源指的是所有具有劳动能力，且年龄介于18 周岁至 60 周岁之间的劳动人口。他们认为低于 18 周岁的人由于身体发育尚未完全，不适宜进行劳动生产，以免影响身体健康发展；高于 60 周岁的人由于年龄过大，视力、灵敏度等都在一定程度上有所下降，在从事劳动生产时极易发生危险，因此也不应算作劳动人口。还有的学者则认为，人力资源是指年龄超过18岁且具有劳动能力的劳动人口，即一个人即使年过八旬，只要身体康健，能够从事劳动生产，就算劳动人口，就属于人力资源。通常人们对于这种对年龄限制不高的人力资源概念是比较认同的，年龄高低并不能代表一个人工作能力的高低。例如，有相当一部分高级知识分子到了古稀之年仍笔耕不辍，坚持写作，将毕生经历和总结的经验教训以文字的形式记录下来，留给后代人，这对于人们来说是一笔笔巨大的精神财富，他们为社会的发展仍然在发挥着余热，因此，他们是名副其实的劳动人口、人力资源。

综上所述，人力资源并没有一个确切的既定定义，但是从宏观方面上来讲，人力资源应该包括除已经丧失劳动能力的人以外所有未达到法定年龄，但是具有潜在的劳动能力（如身体健康的未成年孩童），或者超出法定劳动年龄（即达到退休年龄），但仍然耳聪目明，具有劳动能力（如各行各业的退休返聘人员）的所有人，只要能够为社会的发展、经济的繁荣、国家的昌盛和人民的幸福贡献力量的体力或者脑力劳动者，都属于人力资源。宏观意义上的人力资源概念以国家或地区为单位进行划分和计量；微观意义上的人力资源以企事业单位或用人部门等为单位进行划分和计量。

（二）人口资源的概念

人口资源是指一个国家或地区的人口总体的数量表现，是形成人力资源的自然基础。在人口范围内，人分为具备劳动能力者、暂时不具备劳动能力而将来会具备劳动能力者以及丧失劳动能力者。

（三）劳动力资源的概念

劳动力资源是指一个国家或地区在"劳动年龄"范围之内有劳动能力的人口的总和。它是就人口资源中拥有劳动能力并且进入法定劳动年龄的那一部分而言的，它偏重劳动者的数量。按照《中华人民共和国劳动法》（以下简称《劳动法》）的规定，劳动力资源的年龄为男性16～60岁、女性16～

55 岁。在劳动年龄段内的人口是构成我国劳动者的主体，是人力资源的主体，代表劳动力的供给量。劳动力资源不包括尚未进入就业领域的学生、失业者以及丧失劳动能力者。

（四）人才资源的概念

人才资源是指一个国家或地区具有较强的管理能力、研究能力、创造能力和专门技术能力的人的总称。它重点强调人的质量方面，强调劳动力资源中比较优秀的那一部分，表明了一个国家或地区所拥有的人才质量，反映了一个民族的素质。

人口资源、劳动力资源、人力资源和人才资源四者之间的关系如图 1-1 和图 1-2 所示。

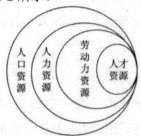
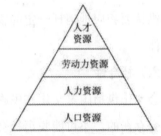

图 1-1 人才资源 4 者的包含关系 　　　图 1-2 人才资源 4 者的数量关系

二、人力资源的特点

（一）能动性

人力资源是诸多生产要素中唯一具有能动性的生产要素，它在经济建设和社会发展中起到了积极和主导的作用。人力资源进行创造性劳动，人的创新精神、创造能力始终是人力资源的精髓。

（二）再生性

人的本身、人的体能、人的知识技能具有再生性。人力资源的使用过程也是开发过程，人力资源能够实现自我补偿、自我更新、自我丰富、持续开发。人力资源开发具有持续性。

（三）增值性

人力资源可实现数量的增加和存量（人的体力、知识、经验和技能的提高）的增大。

（四）时效性

人力资源的形成、开发、配置、使用都要受其生命周期的限制。人力资源不同于矿物资源，但是长期存储，储而不用，可能会造成荒废和退化。因为工作性质的不同，人才能发挥的最佳期也不同。一般而论，25～35岁是科技人才的黄金年龄，37岁为其峰值。人力资源的时效性要求人力资源开发要抓住人的年龄最有利于职业要求的阶段，实施最有力的激励。

（五）两重性

人力资源既有生产性，又有消费性。生产性是指人力资源是物质财富的创造者，为人类或组织的生存和发展提供条件；消费性是指人力资源的保持与维持要相应地消耗一定的物质财富，它是人力资源本身生存和再生产的条件。

（六）社会性

社会文化包括国家文化、民族文化、企业文化、团体文化，而人是依附于社会存在的，不可能脱离社会而独立生存，因此人是社会文化的传承者和体现者，因此就赋予人力资源以社会性的特点。而不同的国家、民族、企业、团体受不同发展背景的影响，体现出来的文化也会不尽相同，这就会身处不同位置的人的人生观、价值观的取向产生差异，这样在不同社会文化熏陶下成长起来的人在产生交际的时候，就可能会产生各种摩擦，而人力资源管理者就要发挥自己的社会性特征，从多个角度调节个体之间的矛盾冲突，使每个人都能更加注重人与人、人与群体、人与社会之间关系的协调与整合，关注团队建设，从而促进整体（团队）的协调与发展。

（七）可开发性

众所周知，自然资源安静地存在于地球上，如果不经过人类的开发，那么它将一直无法发挥它应有的作用，无法实现它的价值。人力资源也是一样，有些人具有优秀的工作能力和发展潜力，但是如果遇不到发现人才的"伯乐"，那么纵使是一匹"千里马"，那也将在碌碌无为中虚度人生。人力资源的开发有多种形式，一种是通过教育和培训对现有人才进行进一步培养，通过学习激发他的工作能力和潜能；一种是对于已经达到法定退休年龄的人，由于其还有继续发光发热的能力，具有不可小觑的经济价值、社会价值、教育价值等，可以通过高薪返聘的方式，进行人力资源的开发再利用，这种方式是一种投资少、见效快、效益高的"投资方式"，因此得到人力资源管理者广泛应用。另外，人力资源的使用过程其实也是具有开发性的特征的。

三、人力资源的构成

（一）人力资源的数量构成

人力资源的数量构成如图 1-3 所示。

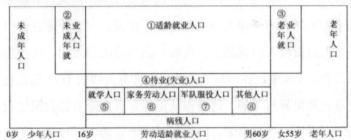

图 1-3 人力资源的数量构成

1. 人力资源的相对数量

潜在人力资源的相对数量可以用人力资源率来表示，计算公式如下：人力资源率=（计入潜在人力资源人口/被考察范围内的总人口）×100%。现实人力资源的相对数量可以用劳动力参与率来表示，计算公式如下：劳动力参与率=（劳动力人口/潜在人力资源）×100%。

2. 人力资源的绝对数量

从绝对数量来说，人力资源包括以下 8 个部分，如图 1-3 所示。①～③部分是社会就业人口，构成了人力资源的主体，是已经在利用的人力资源；①～④部分是现实的社会劳动力供给，是直接的、已开发的人力资源；⑤～⑧

部分是尚未开发的、处于潜在形态的人力资源，尚未构成现实的社会劳动力供给。因此，一个国家的人力资源，就是现实人力资源与潜在人力资源之和，也被称为人力资源的绝对数量。

人力资源相对量代表的是一个国家人均人力资源拥有量，而人力资源绝对量则是反映一个国家综合国力的重要指标之一。作为反映相对国力的指标之一，人力资源绝对量还可以反映出一个国家的经济和社会发展程度，是可以用来与其他国家进行对比的重要方法。

3. 影响人力资源数量的因素

由于受到人口总量的制约，因此基于人口总量的人力资源数量并不是一成不变的，总的来说，制约人力资源数量变化的因素如下：

第一，人口总量及其年龄结构变动。一个国家的人力资源人口最终是由国家的总人口和年龄结构所决定的，通常情况下，总人口数越多，那么相应的这个国家的人力资源人口就会越多；相反，一个国家总人口数量越有限，那么人力资源人口就越少。例如，我国是人口大国，根据第六次全国人口普查的结果来看，我国总人口数约占世界人口的1/5，因此我国的人力资源数量也是世界居首的，这一点从世界各著名企业在我国建设加工和生产基地即可以充分体现出来，因为我国人力资源人口较多，所以他们可以从我国用较低的成本获得廉价的劳动生产力，成本的降低就意味着利润的提高。但由于我国采取的计划生育政策，使我国劳动力人口补充严重不足，导致我国在经济没有发展到一定水平，却与日本相比相当于提前20年进入老龄化社会。随着我国社会人口老龄化程度的进一步加深，人力资源数量也将大幅度减少，尽管目前国家已经全面放开二胎政策，积极调解人口出生率和自然增长率，但是人口红利并不会很快显现出来，因此我国将在未来很长一段时间内都存在"用工荒"的问题。

第二，人口迁移。人口迁移主要包括三个方面：①从农村向城市流动，从不发达地区向发达地区流动；②人口迁移与人口流动能力（知识、技能、健康、财富等）的强弱有关；③国际人口迁移。

（二）人力资源的质量构成

人力资源质量是指人力资源所具有的体质、智力、知识、技能水平以及劳动者的劳动态度。人力资源质量的具体内容包括体质、智质、心理素质、道德品质、能力素养和情商六个方面。

1．体质

体质包括身体素质、忍耐力、意志力、适应力、应变力、抗病力、体能、健美度等。如上所述，人力资源是指除丧失劳动能力的人以外的全部人口，这里指的丧失劳动能力的人包括两部分，一部分是指因先天原因导致无法胜任劳动生产的人；另一部分是因年龄增长或体质退化等原因，从人力资源转化为非人力资源的人，这部分人从青壮年时期的年轻体健逐渐变到老年时期年迈体衰，这部分，即使还勉强进行劳动生产，那么必将拉低整个社会的人力资源质量。

2．智质

智质即智力素质，它包括记忆力、理解力、思维能力、应变能力、接受能力、感知能力、幽默感、条理性等。体力劳动者主要是依靠前人总结的经验和体力进行劳动，不需要进行太多的思考，所以说智质主要是从事脑力劳动的人力资源所具有的一种素质。从事脑力劳动的人需要不断更新知识，提高自己的能力，妥善处理人与人、人与社会、人与团体之间的关系，有条不紊地做好自己的分内工作，而这一切都有赖于智质水平，智质水平的高低严重影响人力资源的质量。

3．心理素质

心理素质包括情绪稳定性、平常心、正确进行角色定位、心理的应变力与适应力、爱他人和被人爱等。一个人的心理素质好坏严重影响他的成长、工作和生活，如果心理素质不好，那么在面临考试、比赛、面试等情形时，无法沉着冷静地处理，很容易错失难得的机会，因此说心理素质是影响人力资源质量的一个重要因素。

4．道德品质

道德品质包括事业心和责任心、信任并帮助他人、心胸坦荡、热情、忠诚、正直等。人力资源质量主要是通过一个人质量体现出来的，而个人的道德品质是他最重要的属性。遵守道德、具有良好品质的人，可以得到更多人的尊重，树立强大的自信，在事业上获得更大的成功；而一个唯利是图、道德败坏的人，势必得不到众人的拥戴，无论是工作上还是生活上，都不会是一个值得人亲近、尊重的人。尤其是作为医疗机构的工作人员，更要具有良好的道德品质，时刻准备着为人民服务，将救死扶伤当作己任，在平凡的工作岗位上恪尽职守。

5．能力素养

能力素养包括规划能力、理解能力、决策能力、研究能力、人际沟通能力、判断能力、组织能力、创新能力、推理能力、感知能力、分析能力、应变能力、文字写作能力、再学习能力、自我调节能力等。一个人人力资源质量高低与他能力素养的培养具有十分重要的关系。

6．情商

情商包括认识、管理、激励自己，认识并处理好自己与他人的关系，认识并处理好人与环境的关系等。情商主要是靠后天培养的，原生家庭与成长环境对一个人的情商养成具有非常重要的作用。在实际工作生活中，人与人之间关系的处理主要是依靠情商进行的，有些人智商高，学习成绩好、科研水平高，但是不善于与同学、同事甚至亲人之间进行沟通交流，这就是由于情商不足导致的。对于一个合格的医务工作者来说，情商是一个很重要的素质，由于他们每天接触的都是特殊人群，面对不同的人、事、物总是要做出最迅速、最正确的处理，而高的情商是做好这些事情的重要保证。

四、人力资源的作用

无论是对社会还是对企业而言，人力资源都发挥着极其重要的作用。

（一）人力资源是财富形成的关键要素

人力资源是构成社会经济运动的基本前提，人力资源是能够推动和促进各种资源进行优化配置的特殊资源，它和自然资源一起构成了财富的源泉，在财富形成过程中发挥着关键性的作用。人力资源在自然资源转化为社会财富，促进经济的快速发展过程中起着非常重要的作用，没有人力资源，那么自然资源就无法转变成社会财富。与此同时，人力资源和自然资源的经济价值和社会价值也得以转移和体现。人力资源的使用量决定了财富的形成量，在其他要素可以同比例获得并投入的情况下，人力资源的使用量越大，创造的财富越多；反之，人力资源的使用量越小，创造的财富也就越少。也就是说，一个国家的人力资源人口越多，那么这个国家的发展也就越快；如果一个国家的人力资源匮乏，主要靠他国劳动力进行劳动生产，那么一旦由于某些原因导致劳动力来源国家的劳动力输出受阻，那么这个国家的经济发展将陷入僵局，从而导致社会财富的形成严重受阻。

（二）人力资源是经济发展的主要力量

随着科学技术的不断发展，知识技能水平的不断提高，人力资源不仅决定着财富的形成，而且对社会价值和经济价值创造的贡献力度越来越大，社会经济发展对人力资源的依赖程度也越来越高。经济学家认为知识、技术等人力资源的不断发展和积累直接推动了物质资本的不断更新和发展。目前，世界各国都非常重视本国的人力资源开发和建设，力图通过不断提高人力资源的质量来实现经济和社会的快速发展。由人力资源质量的构成情况可知，提高人力资源质量要从全面锻炼体质，加强培养智质、心理素质、道德品质，提升能力素养，开发情商等几个角度开展。

（三）人力资源是企业的首要资源

企业是社会经济活动中最基本的经济单位之一，是价值创造最主要的组织形式。企业要想正常运转，就必须投入各种资源，而在企业投入的各种资源中，人力资源是第一位的，是首要的资源；人力资源的存在和有效利用能够充分激活其他的物力资源，从而实现企业的目标。随着科学技术的飞速发展，经济发展也变得突飞猛进，各经济单位之间的竞争变得异常激烈，但是归根到底，21 世纪的竞争就是人才的竞争，作为主要的组织形式，企业只有高度重视人力资源管理问题，把人力资源做好、做强，才能让企业有更好的发展，在全国、全世界范围内做大、做强。

第二节 人力资源管理的内涵

一、人力资源管理的概念

人力资源管理是指在经济学和人本思想的指导下，通过运用现代化的科学方法，对企业内外的人力资源进行有效的应用，满足企业的发展需要，充分地发挥出人的主观能动性，保证企业实现目标及成员能够获得最大化发展的管理方法。对人力资源管理这一概念，我们可以从两个方面去理解，具体内容如图 1-4 所示。

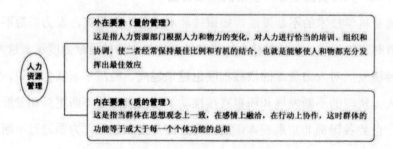

图 1-4 人力资源管理的内涵

二、人力资源管理的基本理论

管理学是一个开放性的综合学科，包括对人、事、物的管理，是一门严谨的科学，科学由理论构成。对人的管理，即人力资源管理，它作为管理学的一个十分重要的组成部分，和其他管理领域，如企业管理等一样，人力资源管理也必须遵循一定的管理原则，努力做到科学化、功能化、效率化，调整好人与人之间的关系，调动个体为企业内部服务的积极性和创造性，督促他们为企业的整体发展竭尽全力。现代的人力资源管理受到来自社会经济竞争的环境、技术不断发展的环境和国家的法律及政策的影响，形成了一整套属于自己的基本原理，分述如下：

（一）要素有用理论

在这个世界上，任何要素都是有用的。简单地说，就是没有无用之人，只有没有用好之人。因此，人力资源管理的根本目的在于为所有人找到和创造发挥作用的条件。俗话说"千里马常有，而伯乐不常有"，有些才华出众的人由于被放到了不适合他的工作岗位上，从而导致其身上的闪光点无法被人发现，具有的巨大价值无法展现，这无疑是一种巨大的人力资源浪费。因此，人力资源管理部门应做好各种人才挖掘工作，发现并重用人才，为他们提供施展才华的舞台，为企业的发展做出最大的贡献。

（二）同素异构理论

同素异构理论在化学中的解释是事物的成分因在空间关系即排列次序和结构形式上的变化而引起不同的结果，甚至发生质的变化，最典型的例子是石墨与金刚石，它们都是由碳元素组成的，但是由于构成机理不同，导致他们的硬度有着天壤之别：石墨质软，金刚石则是自然界中存在的最坚硬无比的物质。而当这一理论运用在群体成员的组合上的时候，同样数量和素质的一群人，由于排列组合不同，产生了不同的效应，自然也会取得完全不同的效果。由此可见，合理的企业结构，先进的企业文化，科学的管理制度，能够充分地发挥人力资源的潜力，发挥出企业的系统功能。

（三）系统优化理论

人力资源系统优化具有几大特征，具体内容如图1-5所示。

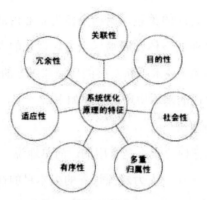

图 1-5　系统优化理论的特征

（四）能级层序理论

在人力资源管理中，能级是特指一个人能力的大小，同时也是指管理职务中的级别高低，而将能级层序理论引入人力资源管理领域，主要是为了将具有不同能力的人，让其在企业内部获取不同的职位，给予他们不同的权力和责任，以实现他们实行能力与职位相对应的目的。在企业的人力资源管理过程中，一定要严格按照能力定职位，切不可大材小用，埋没才华的同时削弱了他们的斗志，降低了工作和服务的主观能动性；也不可将能力平庸之人置于高位，这样不仅会让企业内部发生矛盾，引起能力高者的强烈不满，不利于企业稳定，还会让企业的发展处于严重的隐患之中。

（五）主观能动理论

主观能动理论是指人在生产力中是最活跃的因素和最宝贵的资源，人具有自己的主观能动性。因此，企业或企业应当为员工提供和创造良好的条件，使员工的思维更加活跃，从而促使员工的主观能动作用得到更好的发挥。要知道，同样是做一件事情，积极主动地去做和消极被动地去做，所取得最终结果必然不会相同。当一个人心甘情愿、积极主动地做事的时候，会克服一切困难，即使遇难难以解决的问题，也会迎头奋战，越战越勇，尽一切努力让事情尽善尽美地完成；而如果一个人并非出自本人意愿，而是被迫地去做一件事情，势必只要遇到一点问题，就消极怠工，无法斗志昂扬地完成工作任务。因此，企业要高度重视激发员工的主观能动性问题，提高他们的主人翁意识，提高竞争意识和团队合作共赢意识，只有员工从自身出发，把企业当作自己的事业来做，才能让企业朝着更好的方向良性发展。

（六）弹性冗余理论

弹性冗余理论是指企业在人力资源管理中，必须充分考虑管理对象生理和心理的特殊性以及内、外环境的多变性造成的管理对象的复杂性，人力资源管理要时刻保留一定的余地，同时也要具有一定的灵活性，这样才能让员工获得更好的发展。例如，前段时间出现的一个企业的女员工由于孩子高烧无人照料而请假，却遭到领导的严词拒绝，这件事引发了大范围的社会讨论，企业受到了人们的强烈抨击，究其原因，就是企业的人力资源管理做得不够好，没有充分考虑到管理对象的特殊情况，导致管理过程中的人性缺失，这无疑会给企业带来极坏的影响。

（七）动态优势理论

动态优势理论是指在人力资源管理中，一定要用好人和管好人，充分利用和开发员工的潜能和聪明才智。人在工作的过程当中，会为了工作的顺利开展而学习新的知识，重建自己的认知结构，从而不断自我更新。通过不断的学习，掌握了他人所不知的知识，提升了自我管理能力、学习能力、组织能力、判断能力、分析解决问题的能力，自己的潜能得到进一步开发，在这样的动态变化过程中，逐渐超越了本来与自己同水平的人，因此应该得到企业人力资源管理部门的提拔重用，做到"人尽其才，物尽其用"。

（八）增值理论

对于一个经济组织来说，人力资源就是一种投资方式，通过对人的投资，实现企业经济效益的大幅度提高，这是一种投资最小、收益最大的投资方式。这里所说的增值理论指的是人力资源的增值，即人力资源质量的提高和人力资源数量的增大。如前所述，人力资源管理是指对除丧失劳动能力的人以外的人所进行的管理，要实现优质的人力资源管理，就要进一步加强对人力资源的营养保健投资和教育培训投资。俗话说，"身体是一切的本钱"，只有健康的体魄才能创造更多的劳动价值，因此企业应该为内部员工的身体健康创造有利条件。而教育培训投资与营养保健投资相比，对企业具有更大的意义，要想使企业中的员工提高其生产效率和生产能力，就必须对其进行相关的业务培训。社会在不断地发展，生产技术和方法、管理手段、人们的观念等都在发生着日新月异的变化，因此企业要加强对员工的各种培训，以适应科技发展，从而为企业做出更大的贡献。

（九）激励理论

激励理论是指通过承诺满足员工的物质或精神需求和欲望，增强员工的心理动力，使员工充分发挥积极性而努力工作的一种理论。一个人的能力通常会在他的工作中体现出来，在工作中他是否积极，以及积极的程度有多高等都会影响他能力的发挥。然而不得不说，一个人所拥有的能力和在工作中所发挥的能力往往是不平等的，这将受到工作环境、工作条件和单位或企业内部的人际关系等客观因素的影响。除此之外，一个人的能力在工作中是否能够全部展现，还受到人本身积极性的制约，相对于客观因素，主观因素对工作能力的影响是具有决定性作用的。因此，人力资源管理者在获得了足够的人力资源数量以后，还要努力提高人力资源的质量，其中要以提高人力资源的能力素养为重点，积极开发他们的潜能，通过一定的手段激励他们永不止步地奋发向前。

人力资源管理者在进行员工激励时，可以采取物质激励和精神激励两种方式。其中，物质激励有两种，一种是正激励，即通过工资、补助、津贴、奖金等方式提高被激励者的待遇，让他们努力工作，换取更多的物质价值；另一种是负激励，即通过罚款、扣除奖金等方式对被激励者进行刺激，让他们不要安于不利现状，摆脱消极状态，积极为个人发展和企业发展寻求方向。而精神激励也同物质激励一样，具有两种方式，即正面精神激励和负面精神激励。所谓正面精神激励是指通过对被激励者的积极行为、良好态度、优秀业绩等进行正面评价与鼓励，在企业内部进行宣传和推广，使其进一步受到大家的尊敬；所谓的负面精神激励，顾名思义，即通过适当的批评，对被激励者形成精神刺激，激发他们奋勇向前、不甘人后的意志，而在进行负面精神激励时，要把握好分寸，不能因方式夸张或言辞过激等原因使被激励者产生抵触心理，这不仅不利于员工的自我建设，更不利于企业的健康发展。

（十）差异理论

合理配置和利用人力资源并提高人力资源投入产出率是人力资源管理的根本任务。古人云，"知己知彼，百战不殆"，为了实现人力资源的合理利用，我们需要对影响人力资源投入产出率的因素有一个详细的了解。一个企业的人力资源由内部员工的劳动能力所组成的，由于各员工的身体素质、文化程度、工作时限与经验等方面不尽相同，因此每个人的工作能力也各异，这就形成了个体间的差异。从个体的角度出发，这种差异体现在两个方面：一方面是个人能力性质与特征的差异，另一方面是个人能力水平的差异。企业在进行人力资源管理时，应遵循一个基本原则，即扬长避短，充分利用一个人的长处，同时避免让能力不及的人做他无法胜任的工作。

（十一）互补理论

人并不是独立存在于社会中的，必将会有亲人、同学、同事、朋友，处于亲情、友情、爱情的复杂关系中，与其他人形成一个群体，共同生存。在现代社会，任何人都不可能孤立地做事，只有当人们形成某种关系或联系并形成一个群体时，他们才能一起工作。因此，对于一个企业来讲，一个人的工作能力固然重要，但是集体中所有员工的配合、互补才是影响企业发展的决定性因素。俗话说，"尺有所短，寸有所长"，每个人都有自己的优点和缺点，因此在工作时，应该充分发挥自己的长处，避免短处，同时借助他人的优势弥补自己的缺点可能给工作带来的弊端，即注重互补性。无论是工作还是生活中，人与人之间的互补都包括性别互补、能力水平互补、性格互补、年龄层次互补、智质情商互补等多个方面的内容。人力资源管理者在企业中要充分认识并利用内部员工之间的这种互补关系，促进企业全面、健康发展。

（十二）动态理论

"人有悲欢离合，月有阴晴圆缺"，无论是人还是自然界，都是出于不断变化发展的动态过程中的。而企业作为一种重要的经济组织，必须要适应人和自然所创造出来的大环境的变化，只有这样才能适应时代发展，不被时代和竞争对手淘汰。随着时间的推进，企业内部的人力资源供需之间会由适应变为不适应，企业需要通过不断调整内部人力资源的供给和企业对人力资源的需求情况，使供需尽量一直处于动态平衡状态，这种不适应—适应—再不适应—再适应的循环过程，就是动态理论的实践体现，而想要在面临大环境不断变化的过程中，保持人力资源的供需平衡，使企业继续生存和发展，就要进行战略性的人力资源规划，这是动态理论给人力资源管理者的重要启示。

动态理论指导人们在企业管理中，充分重视人力资源的数量和质量的管理，以保证满足企业对人力资源各能力层次、年龄层次的需求，以增加企业在充满竞争的环境中的竞争能力，实现既定战略目标。因此，企业的人力资源管理者必须做好本职工作，对本企业未来人力资源的供求情况进行科学、准确的预测和规划。

三、人力资源管理的职能定位

（一）现代人力资源管理的新特点

世间万物随着时代的变迁都发生着翻天覆地的变化，人力资源管理同样在进行着不断发展，并表现出了三大新特点：

1. 人力资源管理变得更具有战略性

所谓的人力资源管理的战略性，指的是对企业的未来性、全局性、根本性发展起到指导和决定性作用的特征。当前企业的经营战略的实质的是对人力资源的合理开发利用，而在日益激烈的国际竞争中，一旦企业把握了最优秀、最优质的人力资源，那么无疑是把握住了自己的发展命脉，具有前瞻性地做好了最有前途的投资。所以说，人力资源管理是企业战略管理的重要组成部分，是最具有战略意义的核心内容。

2. 人力资源管理变得更具有未来性

投资决策和预算不仅着眼于短期内的"最经济"目标，而且着眼于在可预见的规划期内寻求投入产出的最佳价值和模式。人力资源管理作为企业管理战略的核心内容，更关注投资对吸引人才、培养人才、激发士气和发展潜力的预期价值。

3. 人力资源管理变得更具有系统性

为了提高人力资源的投入产出效率，必须把企业内外的人力资源进行统一规划，制定相应的选拔、培训、任用、配置和激励政策，实行全面、全方位的人力资源管理，以实现人力资源的最佳配置，充分发挥其最佳的整体效能。

（二）现代企业人力资源管理的职能定位

从现代人力资源管理呈现出的新特点来看，未来性、系统性实质上是战略性的拓展和延伸；从行政管理、经营管理、战术管理向全方位战略管理的转变，是传统人事管理向现代人力资源管理转变的总特征。因此，现代企业的人力资源管理应具备以下职能：

1. 战略经营职能

人力资源管理是企业战略的重要内容，它的根本任务是确保人力资源管理相关政策与企业的战略发展相匹配，最终实现企业的战略目标。现代人力资源管理的战略经营智能包括两个方面的内容：一方面，人力资源管理要做好战略规划和策略的选择；另一方面，人力资源管理要做好战略的调整与实施。

2．直线服务职能

由于人力资源管理具有战略经营管理职能，这使得企业内的人力资源管理者与其直线部门和领导之间的关系，由之前的各自为战和相互监督的关系转而成为密切的合作伙伴关系。因为要做好人力资源服务，必须对企业内部各部门的工作内容、工作要求、工作强度、人员需求等情况具有详细而系统的全面了解，掌握好各机构的人力资源管理状况，以便对整个企业的人力资源做好合理分配，为各部门提供最新信息和最合理的解决方案，对其发展做好人力支持，帮助并指导部门直线部门领导的招聘、培训、评估和员工激励等工作。现代人力资源管理的直线服务职能主要内容包括以下几点：

首先，人力资源管理者是最熟悉国家有关劳动和社会保障方面法律法规问题的人，因此应该做好指导和帮助业务部门严格遵守组织内部及国家在人力资源管理方面的政策、规定，严格按照规定处理关系、安排工作。其次，人力资源管理者的主要工作内容就是针对企业的用人需求，进行人员的规划、招聘、考试、测评、选拔、聘用、奖励、辅导、晋升、解聘等工作，因此应该发挥本身优势对相关部门处理，对员工的任用培训、辅导、劳动保护、薪酬分配、保险福利、合理休假与退休办理等各种事项时给予帮助和指导；最后，由于矛盾是普遍存在的，只要有人的地方就免不了产生各种纠纷，尤其是在涉及个人利益时，更是纠纷不断。在一个企业内部，由于立场不同以及考虑问题的角度不同等原因，导致员工和企业之间很容易发生劳动争议和劳动纠纷，这时就需要人力资源管理者对发生这类问题的部门给予指导和帮助，以尽快恢复正常工作秩序。

3．促进发展职能

企业处于急剧变化的市场环境之中，要求作为战略经营管理的人力资源管理者努力推动企业变革，以使企业的战略发展规划与日益变化的外部环境相适应，从而使企业与竞争对手狭路相逢时，取得最终的胜利。现代人力资源管理的主要内容包括以下几点：首先，人力资源管理者应该积极推进企业内部的管理体制、运行机制、管理模式、发展战略、经营策略以及管理制度的变革；其次，人力资源管理者通过对各部门进行详细了解后，对组织机构、岗位设置、机构职能、企业文化，以及各岗位工作人员的岗位职责、相互关系等进行调整、再造；再次，人力资源管理者应在注重员工工作能力开发利用的同时，关注员工的心理健康发展，积极开展员工沟通、政策咨询、心理咨询等工作；最后，人力资源管理者应加强对员工培训和能力素养的进一步提高，以实现企业的人力资源的最优化配置。

4．人事管理职能

人力资源管理的对象是人，因此同传统的人力资源管理一样，现代企业的人力资源管理的核心智能依然是进行人事管理，这要求人力资源管理者根据企业或组织的实际情况，设计和贯彻独具特色且科学有效的人力资源管理制度、规章以及流程。人事管理的主要内容是一些常规的程式化工作，例如人力资源规划、员工招聘甄选、员工劳动关系管理、员工培训与晋升、职位管理与职称管理、人事调配、薪酬管理、绩效考核、员工评价、档案管理等。

（三）现代企业人力资源管理的角色定位

随着人们对现代人力资源管理理论的进一步研究，人们现在已经对人力资源管理部门的角色和职能等方面的内容有了系统的了解。美国密歇根大学教授大卫·乌尔里克提出的现代人力资源管理理论，从两方面对人力资源管理的角色定位进行研究，如图 1-6 所示。

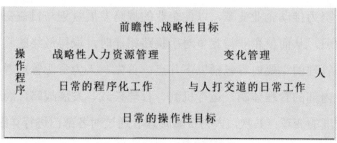

<table>
<tr><td colspan="2" align="center">前瞻性、战略性目标</td></tr>
<tr><td>战略性人力资源管理</td><td>变化管理</td></tr>
<tr><td>日常的程序化工作</td><td>与人打交道的日常工作</td></tr>
<tr><td colspan="2" align="center">日常的操作性目标</td></tr>
</table>

图 1-6 人力资源管理角色定位图

图 1-6 所示的人力资源管理各职能角色的含义和它们所代表的具体职能活动如下：

1. 左上方象限代表的战略性人力资源管理

人力资源管理角色定位图的左上方象限代表的是人力资源管理者的战略性人力资源管理职能，这一角色的主要任务是将人力资源战略与经营战略相结合，确保企业制定的人力资源管理战略得以顺利实施，它要求企业将人力资源管理者视为自己的战略合作伙伴。例如，当企业的经营战略和核心竞争力随着市场变化需要做出调整，或当企业的经营方向发生重大变化时，都需要人力资源管理者与企业经营者一起针对这些重大的变化做出战略选择，对人才层次、人才供需情况等做出相应的改变。人力资源管理者在履行战略性人力资源管理的职能时，可以从以下几个方面开展工作：首先，根据企业实际情况开展人力资源战略规划，主要流程包括分析和把握企业的经营状况，并在此基础上进行总的战略和发展规划，对企业未来的人力资源供需情况进行预测分析，并在此基础上制定人力资源管理策略、薪酬制度、人才的培养与发展策略等。其次，对企业当前的人力资源状况进行战略调整，具体流程如下：在因为市场环境发生重大变化，从而引发企业的经营方向随之变化时，人力资源管理者应该同企业经营者一起对人力资源管理体制进行相应调整，同时革新企业的人力资源管理机制，并对已经不适应新环境发展的人力资源管理的模式、发展策略等迅速做出调整。最后，与直线管理者建立合作伙伴关系，具体的操作流程如下：改变自身与直线管理者的割裂、督导关系，重新建立一种亲密的默契配合的伙伴关系，通过深入各部门了解其对人力资源的质量需求与数量需求，以便更好地对他们进行指导和开展人力资源匹配的相关工作。

2. 右上方象限代表变革和转型管理

人力资源管理角色定位图的右上方象限代表的是人力资源管理者的变革和转型管理职能，它要求人力资源管理者充分认识到自己是变革推动者这一角色的作用，充分展现自己在对企业进行重整以适应新的竞争条件方面的能力。"以不变应万变"的观念已经过时，在这个急剧变化的市场环境里，人们要不断推动企业进行经常性变革，同时培养自己在推动变革时所需要的能力素养，否则终将被淹没在一场又一场的"大淘沙"中。人力资源管理者不仅要推动企业的变革，并且要对企业的变革进程进行总体把控。例如，当企业员工面临公司的巨大变革时，他们的心理、能力是否能够跟上变革的步伐，是否还适合在新的企业结构中工作，是否需要对其进行必要的技能培训和心理辅导等问题，都是需要人力资源管理者详细思考并解决的重要问题。比如，有些员工对企业的重大变革缺乏信心、缺少安全感，那么应该通过适当提高员工的薪酬待遇或适宜的心理暗示等方式，对其进行安抚，以确保本人工作及企业运转的顺利进行。人力资源管理者在履行变革管理职能时，可以从以下几个方面进行：

首先，人力资源管理者应该对企业机构进行调整或变更，将已经不再适应企业发展的企业文化做出相应的调整，对员工进行相应的企业文化培训，充分调动员工的工作积极性，增强员工间的亲密关系，加强他们的互信，为他们提供良好的工作环境，创造良好的工作条件，保障组织的有效性。

其次，人力资源管理者应该通过在职培训和国外深造等方式深度挖掘员工的知识潜能，以完成员工知识的更新，为变革后的企业需求做好充足的准备。

再次，人力资源管理者应该对企业内部的人力资源结构进行整体优化。

例如，解聘一部分通过培训仍然不能继续胜任工作岗位的员工，策划聘用一部分企业各部门急需的高质量人才，对于职能重复的部门进行整合，对工作内容有交叉的部门进行整体培训，以便他们展开更加密切的合作等。

最后，进行人力资源咨询和成立人力资源项目部。所谓的人力资源咨询是指为了让员工很快地适应企业即将进行的变革，对他们进行变革宣传和心理辅导，与员工进行积极地沟通。而人力资源项目部则主要是负责引进投资银行业务人才、推行人力资源变革、优化人力资源配置等实际发展问题。

3. 左下方象限代表提供人力资源管理服务

人力资源管理角色定位图的左下方象限代表的是向企业提供人力资源管理服务这一职能，它要求人力资源管理者履行人事资源管理职能，对员工的招聘、培训、考核、薪酬管理等程式化内容进行管理，并制定相应的制度和政策等。人力资源管理者在履行这一职能时，应该按照以下流程着手进行：

第一，应该根据企业内各部门对人力资源的需求情况制定相应的招聘计划，按照各职位具体要求、岗位职责等进行简历的筛选工作，对符合基本工作要求的人邀约面试，确实各级面试、笔试的时间及相关负责人员，对最终通过笔试的人进行录用。

第二，应该对层层选拔的录用人员进行具有针对性的岗位培训，如是文职人员，则应进行基本的计算机办公软件使用培训、打印机常见问题及解决方案的培训等；如是销售人员，则应对其进行消费心理学、人际关系管理等方面进行培训；如是高级管理人员，则应进行高级精英培训班培训或外派学习等。

第三，人力资源管理者应做好企业的人事调配工作，如工作能力突出或能力有限做出人事任免；根据岗位对工作能力的需求进行企业内部的竞聘上岗；根据全面发展的原则安排干部进行轮岗以熟悉各岗位职责；由于女员工生产或重大疾病病愈回归而岗位人员无空缺等安排其暂时待岗等。

第四，人力资源管理者应进行科学合理的薪酬管理。根据企业内部不同的工作安排、职责范围，以及个人的工作能力及表现情况设定合理的薪酬，并辅以奖金、补贴等物质奖励，可以激励员工的工作积极性，为企业发展做出更大的贡献。

第五，人力资源管理者应做好企业内部的职位管理和人事调配工作。职位管理的主要内容包括定编定岗、任职资格管理，对存在安全风险的岗位安排双人负责等；人事调配是指对那些由于个人工作能力问题已不再适应在原岗位工作的人，需要进行岗位调整，如岗位调整的方式包括竞聘上岗、干部轮岗等。

第六，人力资源管理者应对企业内员工的工作情况和业绩进行综合考评，做出评价，并以文字的形式记录在案。业绩考核和评价的对象不仅应包括试用员工和普通员工，同时也应该包括正式员工和领导干部。人力资源管理者在对员工的考核情况进行记录后，还应对员工的档案、信息、请假和销假证明等文件类型进行统一管理。

4. 右下方象限代表员工关系管理

人力资源管理角色定位图的右下方象限代表的是人力资源管理的员工关系管理职能。人力资源管理者可以通过制定科学、合理、人性化的企业文化，对进行员工的关系管理。良好的企业文化可以增加员工对企业的亲切感、信心，增加员工间的联系和向心力，让他们高度重视团队合作，为他们提供良好的工作环境和温馨的工作氛围，从而提高工作效率。现在很多企业都是主张"狼性文化"，即要以狼性对待工作勇往直前、拼搏进取，同时面对服务对象时又要像"狗"一样温顺地无私奉献，但是在推崇狼性文化的时候，并不能为他们提供与"狼"相匹配的"食物"，不让"狼"吃肉，却吃"狗粮"，想要高回报，却又不肯有相应的付出，这种企业文化无疑是要不得的。只有适合的企业文化，才能给员工以良好的熏陶，才能让他们对企业高度认可，才能甘愿为企业奉献自己。因此，人力资源管理者要从员工的角度出发，想员工之所想，听员工之所言，把员工组织起来共同组成一个团结、和谐的大家庭，这样员工有所依靠，心有所属，即使有时会因为某些事情耿耿于怀，但是也绝不会抛弃企业，而是继续留在那里努力拼搏。人力资源管理者要认真对待员工的关系管理问题，真正做到设身处地地为他们着想，而不是居高临下地训诫，要耐心倾听他们的不满和抱怨，认真解决他们的各种问题，让他们以高涨的士气面对每天的工作，从而达到事半功倍的效果。人力资源管理者可以通过以下具体方法进行员工的关系管理工作：

首先，通过问卷调查、座谈会、匿名信、员工大会等方式对员工展开满意度调查，并根据最终的调查结果制定相应的改善满意度的实施方案。其次，人力资源管理者除了要对员工工作方面给予高度重视外，还应多关心他们的身体健康和家庭情况，因为身体情况和家庭关系对工作会产生很大的影响。人力资源管理者可以采取定期体检的方式对员工进行人性关怀，对有些疾病尽量做到早发现早治疗，一方面可以减少治疗费用和员工的身体损伤，另一方面也可以有充足的时间安排其他人员接手患病员工的工作，避免因岗位缺人导致运转失调，进而给企业造成损失。另外，人力资源管理者可以通过企业员工带家属进行团建活动，一方面可以促进家庭关系的和谐，另一方面可以增进同事间工作以外的相互了解，对以后的日常工作起到良好的沟通作用。再次，对员工在工作过程中遇到的问题、矛盾等，人力资源管理者应进行及时通过友好协商的方式解决，如果企业内部无法解决，应及时申请劳动仲裁或进行法院申诉等。最后，进行员工关系管理的最终目的就是让他们可以更好地工作，为企业创造更大的利润，而对员工进行激励管理，是实现这一目的最有效的方式之一。通常人们采取的激励措施主要包括涨工资、发放津贴和奖金、奖励企业股票期权等物质激励，以及包括授予荣誉称号、大会表彰等在内的精神激励等。

四、人力资源管理的意义

20世纪60年代以来，随着信息时代的来临，社会生产力迅速提升，国际竞争日益激烈，人力资源成为社会和企业提高竞争力的智力支持。国家之间、企业之间的竞争归根结底是人才的竞争，提高人力资源管理的水平，不仅有助于培养高素质的人才，提升企业的竞争力，也有助于提高国民素质，推动国家、民族的发展。

（一）人力资源管理是促进社会进步的重要手段

我国是一个人口大国。目前，我国还面临人口过剩和老龄化问题，人口负担沉重。科学合理的人力资源管理，将有助于调整和优化人力资源结构，提高人力资源质量，挖掘人的潜能，调动人的积极性和创造性，把人力资源负担转化为生产力发展的动力。

（二）人力资源管理是企业生存发展的关键因素

人力资源管理有助于提高企业绩效。企业向客户提供的产品和服务是企业绩效的主要表现形式，而人正是这些产品与服务的提供者、创造者。科学合理的人力资源管理通过对企业人力资源管理进行规划和协调，制定合理的激励、考评制度调动员工的积极性、主动性和创造性，能够为企业提供更符合市场需求的产品，不断提高企业的收益。

（三）人力资源管理有助于扩展人力资本

企业的人力资本是由企业的员工及他们所拥有的技能和能力所组成的。人力资源管理在扩展人力资本方面的作用是尤其重要的，美国学者通过调查发现，按时计酬的职工每天只需发挥自己20%～30%的能力就可以保住自己的饭碗，但要充分调动其积极性和创造性，其潜力可以发挥80%～90%。人力资源管理通过工作岗位分析，聘用最合适的人才；通过设计提供良好的工作环境、公正公平的绩效考评手段、具有吸引力的激励机制、科学合理的职业规划设计以及良好的个人发展空间，充分调动员工的工作积极性与创造性，使人尽其才，实现人力资本效益最大化。

（四）人力资源管理有利于提高企业的竞争力

在知识经济时代，知识是重要的生产要素，而人是知识的载体，人的创造价值已越来越受到关注。我国在很早就提出了"科教兴国，人才强国"的发展策略。现代企业之间的竞争归根到底是人才的竞争，人才的数量和质量在一定程度上决定了企业经营的成败。人力资源管理是为企业发展提供源源不断的智力支持，是提高人力资源质量的重要手段，也是实现人才结构调整的重要途径。

（五）人力资源管理有助于企业管理目标的实现

人力资源管理是企业管理的重要组成部分。科学合理的人力资源管理工作不仅有助于为企业提供高质量的人力资源储备，实现企业人力资源的多样化及组织结构的优化，还对企业的整体目标的实现提供了组织保障和技术保障。企业的管理目标都是由人制定、实施和控制的，高素质的人力资源对企业战略目标的实现具有非常重要的意义。

五、人力资源管理与传统人事管理的关系

（一）时代背景不同

人事管理是随着社会工业化的出现与初步发展应运而生的。在20世纪初，人事管理部门开始出现，并经历了一个从简到繁的发展过程。由于社会工业化的发展在前期总是以物力资源的作用为基本力量，人是附属于物的一种"物"。因此，在这种情况下，对人的管理实质上无异于"物"。随着社会经济的不断发展和科学技术的不断进步，人们对人与物的认识已经逐步发生了一些变化，并重视了对人的研究和人的作用的发挥，但这种变化从理论到实践上并没有把人的因素放在高于物的因素这个基点之上。

20世纪70年代以后，人力资源管理理念开始形成。这种变化表现在人们对"人"与"物"的认识上，人不再被视为简单地附属于物的一种"物"，而被看作是特殊的资源，是人力资本。这种特殊资源不同于任何一种物力资源，因为人有思想、有知识、有技能，人有主观能动性，而物力资源没

有。总之，科技、经济、社会发展的不同状况是区别两者的一个重要标志。

（二）对人的理解不同

传统意义上的人事管理是把投入在企业生产中的人作为一种耗费或支出的"成本"来理解的，将花费在用人上的薪酬、福利、培训等支出作为成本来考虑；在观念上人与物没有本质的区别。因此，人事管理存在的原因就在于如何降低人的成本，以免增加人力成本的支出。现代人力资源管理的这一认识与人事管理对人的认识区别在于：人事管理是把人看成被动地适应生产、适应物质运动的一种因素而已；人力资源管理则是把人作为可以主动地改造物质世界、推动生产发展、创造财富和价值的一种特殊的可以带来增值的活性资本。

（三）基本职能不同

传统人事管理更多以"事"为中心，而现代人力资源管理则是以"人"为中心，把人看作是"主动资产""活的资源"并对其加以开发；传统人事管理注重的是控制成本、管理事物，而现代人力资源管理注重的是工作能力、员工关系管理；传统人事管理属于行政事务的管理方式，人力资源管理是一项比较复杂的社会系统工程；传统人事管理的职能基本上是具体的和可操作的管理，如招聘、选拔、考核、招聘、调动、工资奖金、福利等方面，人事档案的记录和管理，人事管理规章制度的贯彻执行，以及员工的晋升与处罚及相关的其他人事管理职能等。总的来说，人事管理的职能都是一些具体的技术性很强的管理事务。而现代人力资源管理既有战略性的管理职能，如规划、控制、预测、协调、长期开发、教育与培训策略等，又有技术性的、具体的管理职能，如选拔使用、考核评价、工资报酬、调进调出、奖惩管理等。从总体上看，人力资源管理的职能更广泛，更具有全局性、系统性和战略性。

总之，除上述三点基本的不同外，人力资源管理与人事管理的区别还表现在管理视角、职能地位和运行方式等方面。表 1-1 具体列举了传统人事管理与现代人力资源管理的区别。

表 1-1 传统人事管理与现代人力资源管理的区别

项目	传统人事管理	现代人力资源管理
管理视角	视员工为负担、成本	视员工为第一资源
管理目的	组织短期目标的实现	组织和员工共同利益的实现
管理活动	重使用、轻开发	重视培训开发
管理内容	简单的事务管理	非常丰富
管理地位	执行层	战略层
部门性质	单纯的成本中心	生产效益部门
管理模式	以事为中心	以人为中心
管理方法	命令式、控制式	强调民主、参与
管理性质	战术性、分散性	战略性、整体性

目前，人力资源管理在我国的发展可以说是机遇与挑战并存，仍然需要人力资源管理的理论工作者和实际工作者的共同努力，还需要对与人力资源管理相关的内容进行积极的探讨与研究，不断提高我国人力资源管理的理论和实践水平。

第三节 强化现代人力资源管理

人作为人力资源管理的核心，是企业未来发展最应该重视的战略性资源。企业想要在日益激烈的市场竞争中立于不败之地，必须强化其人力资源管理，从传统的人事管理向符合时代发展潮流的现代人力资源管理转化，从而实现对企业发展的战略性规划与发展，这是当今企业管理的重要内容之一。

一、现代人力资源管理观念

（一）战略性的观念

随着科技的迅猛发展和全球化进程的进一步加强，企业经营的市场环境已经发生了不可逆转的巨大变化，在这场翻天覆地的巨大浪潮中，企业想要继续生存发展，必须逆水行舟、未雨绸缪，时刻做好变革的准备，做好具有针对性的发展战略规划，而强化人力资源管理是战略规划的重要内容，是企业发展的基础和关键，人是推动企业不断前进的原动力，所以说企业发展离不开人力资源的发展。因此，企业需要从战略高度考虑人力资源的深度开发，综合考虑企业的未来发展规划和战略目标，全面地进行企业的现代人力资源问题的科学管理。企业经营者在制定自身的发展战略时，要高度重视人力资源配置问题，要合理分析和预测未来对于人力资源的需求情况，做好相应的人才准备，以确保企业的战略发展目标顺利实现。

（二）资本性的观念

作为企业的经营者和决策者，应该树立正确、科学的资本观念，正视人力资本的投入问题，不能将正常的人力资本输出作为一项花费看待，而应将其视为是"低投入、高回报"的投资行为。要知道，人是企业最宝贵、最重要、最具潜力的资源，人力资源投资是可以产生巨大的社会价值、经济价值的生产性投入。然后，现代仍有很多企业的经营者将用于人力资本的投入存在严重的认识错误，如一些大型企业由于员工众多，在薪水发放时会产生相当大的资金流出，企业经营者或决策者会自作聪明地采取拖欠员工工资的方式"节流"，更有甚者会连续拖欠数月员工工资，以增加经营流通资金。事实上，他们的这种行为不仅不会给企业带来想要的良好经济效应，而且会导致员工生活受到严重影响，从而无法安心工作，对企业缺乏安全感，对其未来发展失去信心，从而导致人心不稳、人员流动大，在社会上产生较不好的名声，进而对企业的发展造成一定的阻碍。因此，企业经营者应通过不断学习，提高自己的认识，正确对待人力资本的投入与产出问题，为企业的战略发展指明方向。

（三）人本管理观念

人本管理的核心是把人作为企业最重要的资源，把对人的管理放到企业管理的至高位置，通过全面的人力资源开发和良好的企业文化建设，洗涤员工的心灵，激发他们的奉献精神，以积极、主动的态度和富有创造性的思维，提高工作效率、增加工作业绩，为实现企业的发展目标做出贡献。

二、强化人力资源管理的必要性

当前是以信息化、知识经济产业化为主的时代，所以社会中企业的人力资源管理工作也应该与时俱进，寻求更多的创新要素，为自身在未来的更好生存开拓新路。换言之，在知识经济产业化社会体系下，企业人力资源管理必须寻求创新。具体来讲就要做到以下两点。

第一，要构建网络型企业组织，实现人力资源管理组织的第一大创新。在知识经济时代背景下，企业一直在寻求更高效的生产效率与更丰厚的经济效益。因此，成本与风险把控能力成为衡量企业能力的重要标准。在其中，起到作用的主体还是人，对企业人力资源管理应该做到创新性变革。对于中小企业而言，要遵循市场发展规律和客观需要来发展和调整人才；对于大企业而言，更要迎合全球性思维和地方性行为，综合、动态地考量人力资源管理过程。像现如今许多企业都建立了有关人力资源管理的动态联盟，它的目的是基于多家企业来建立合作伙伴关系，构建互惠互利的开放自主型人力资源管理模式，也同时是为了实现管理风险共担的目的，在企业发展的不同阶段进行合作式的人才动态管理过程。

第二，企业针对人力资源管理有必要走个性化管理路线，这也是人力资源管理方法创新的一大源泉。传统企业在针对员工的奖惩机制方面讲求"一刀切"，激励一部分员工的同时却也打击了另一部分员工的工作积极性，这样的人力资源管理方式并不理想，容易造成企业内部人力资源的布局分裂，更难发挥整体团队优势，为企业员工拉帮结派打下基础。所以，企业在未来的人力资源管理工作中有必要为全体员工建立共同愿景，然后针对员工的不同文化背景、不同工作状况与不同需求来建立个性化管理体系，即"权变管理体系"。通过不同的员工招聘模式、薪酬激励制度来满足不同层级、不同能力员工的不同需求，这样也能够有效促进员工知识成果和创新需求的实现。

三、强化人力资源管理的措施

（一）初步建立人力资源管理理念

1．企业的经营者或决策者要树立人力资源是其生存基础的理念

在很多缺乏现代科学经营管理理念的企业中，员工依然被视作是可以被人呼来喝去的听令者和使用者，很少有发表自己的观点和表达个人意愿的权利和机会。事实上，如果一个企业想要做大做强，必须更正以上错误观念，要树立正确的科学发展观念，高度重视人在企业发展中的作用，应将其视为企业生存和发展的最宝贵资源，是使企业立于不败之地的强有力因素。例如，中华人民共和国成立之初，然后经过多年战争的洗礼，社会、经济、文化等各方面的发展基本处于停滞状态，面对百废待兴的局面，政府高度重视人才的培养、引进和召回问题，采取多种方式缓解人才匮乏问题，为我国的经济快速复苏、国家综合实力的大力增强提供了强有力的保障。再如，美国对人力资源的认识较其他国家遥遥领先，他们始终将对顶尖人才培养和引进放到重要位置，就在第二次世界大战结束之后，美国争先恐后地将战败国——德国的顶尖科学家通过各种方式引入国内，美国政府高度重视这批优秀人才，最终这些人为美国的经济、社会、科技发展做出了举世瞩目的贡献。相较于美国，苏联则更加注重设备和赔款，时至今日，当初的选择孰对孰错，毋庸赘述。

2．加强员工培训，实现员工与企业共赢

一个企业做得成功，绝对不可能仅仅是因为领导者的能力突出造就的，必然是整个企业所有人共同努力的结果。如果企业员工不努力、不上进，都依靠领导一个人，那么这个企业必将走向破产或者解体的境地。例如，2019 年 3 月 8 日，由王思聪一手缔造的熊猫直播宣布破产。熊猫直播背靠王思聪，曾与斗鱼直播、虎牙直播呈现三足鼎立之势，占尽了天时地利，而如今却走向了如此悲惨的结局。熊猫直播的破产有很多原因，从领导层面来讲，其中很重要的原因就是人力资源管理不到位，不注重对员工的培

训升级，即使是在面临经营危机时，进行的高层会议也是携妻带子地到度假村搞团建；从低层员工的角度来讲，员工极度自负，不注重个人能力的提升，贪图舒适。在工作中，人们更应该有危机意识，跟不上时代的步伐，就随时有可能被能力更高的人所替代。人活着如逆水行舟，不进则退，正像罗振宇说的那样，你喜欢岁月静好，但现实是大江奔流。因此，企业应对员工培训问题给予高度的重视，不仅要培养他们的危机意识，还要提高他们的竞争能力，以便更好地适应职位需要，只有这样才能成为企业的中流砥柱，所有人一起组成推动企业不断发展的高素质人才队伍，为企业的未来做好人才储备。

（二）建立健全企业员工管理机制

1. 建立有效的绩效考核体系

有效的绩效考核体系对于一个企业的人力资源管理和战略发展是至关重要的。例如，近年来我国迅速崛起的主打电子产品的公司——华为技术有限公司（以下简称华为）一直注重人力资源管理问题，将高精尖人才引进和后续管理始终放在企业经营管理首位，这也成就了该公司的辉煌业绩。其中，华为非常注重绩效考核体系建设问题，他们已经推行绩效考核二十余年，多年来实行的是从 IBM 引进的 P（Personal）B（Business）C（Commitment）绩效考核模式，即个人业绩承诺考核，这项考核的对象既包括普通员，又包括管理层人员，涉及公司所有部门人员。不得不说，华为采取的这种考核模式，为企业的飞速发展和迅速崛起起到了不可替代的作用。

当然，不同的企业适用的绩效考核标准和体系是不同的，人力资源管理部门应该根据本企业的行业特点、发展情况等制定出切实可行的绩效考核体系，以便科学地对员工的工作能力、工作业绩进行公平、公正、公开、合理的考核和评价，让员工的价值得到企业的承认，同时激励员工发奋工作，进而促进企业的全面健康发展。

2. 建立科学有效的激励机制

人力资源管理者在进行激励机制制定时，既要考虑企业的实际情况，又要考虑员工的个体需求，要统筹兼顾地制定行之有效的激励机制。一个好的激励机制必然要包括物质激励和精神激励两种形式，因为人类是既需要物质又需要精神的，物质保证人们生存，精神可以提高人们的生活质量，二者缺一不可。在进行物质激励时，要充分考虑实际情况，给予适当的激励以取得想要的结果。例如，当一个人的月工资是10000元时，月底的时候给他1000元的奖金，他可能会觉得很不满，觉得没有得到领导的重视；而如果月工资是8000元时，给他1000奖金可能会让他牢骚满腹，让他感到付出和回报完全不成正比；当他工资是5000元时，给他1000元奖金，他会觉得这是他应得的；当他工资是3000元时，给他1000元奖金，他会特别高兴，觉得很意外；当他工资是1000元时，给他1000元的月奖金，他应该会很惊喜，完全超出期望值。可见，在进行物质激励的时候，要根据实际情况进行，不能墨守成规、一成不变。

如果在一个人的月工资达到10000元时，想要实现工资1000时给予1000元奖励的效果，那么企业将要付出的代价可能是5000元或者10000元，这对企业来说是很大压力，因此，这时就要将物质激励和精神激励相结合，以达到最佳效果。要知道，人都是有虚荣心的，往往在总结大会或者每日晨会上在所有员工面前对表现突出、业绩良好的员工给予夸奖，会给他很大的满足感，这样的精神激励的效果远超人们的想象，对于他进一步努力工作具有意想不到的作用。因此，一个企业如果想快速健康发展，应该建立一个物质激励与精神激励相结合的有效机制，以激发员工的潜力，为公司发展做出更大贡献。

（三）实施人本管理，吸引留住企业人才

人本管理应该紧紧围绕"企业即人""企业为人""企业靠人"进行，将其作为人本管理的核心理念，才能为企业更好地吸引和留住人才，才能够顺利实现企业的战略发展目标。吸引和留住人才应从以下几个方面努力：

首先，环境留人。良好的工作环境能够让员工产生强烈的归属感，舒适的工作环境可以让员工更加全神贯注地进行工作，创造最大的价值。而工作环境包括两部分，一个是物质环境，一个是人文环境。所谓的物质环境指的是办公地点、办公设备、办公室物品等硬件设施。在一个光线不足、视物不清的昏暗环境下工作，是很难以调动工作积极性的，而如果阳光明媚的早上，走进一间花香四溢的办公室，看着满眼朝气蓬勃的绿色植物，势必给人以满满的幸福感，会满怀激情地投入到一天的忙碌中，以最饱满的精神状态做出最好的业绩。物质环境固然重要，但是人文环境对人来说也是必不可少的，人与人之间的关系是否融洽，沟通是否便利等都会对工作效率产生很大的影响。因此人力资源管理者应该采取一切可能的措施来促进员工之间关系的良性发展，增强他们的团队合作意识，共同为企业的发展出一份力。

其次，待遇留人。对大多数人来说，工作的目的不是为了实现梦想，追求的并不是优越的工作环境，而是为了能够满足生活需求，即满足物质需求。因此，想要留住人才，提高薪酬和福利往往是企业的制胜法宝。

再次，事业留人。人的最高层次需求是自我实现。当一个人的物质需求得到满足时，就会追求精神需求和自我价值的实现。对于知识水平较高的人来说，自我价值的提升是他们的不懈追求，而事业是实现自我价值、展现才华的重要舞台。所以，企业应该为高级人才提供这样一个机会，让他们将个人追求和企业发展融为一体，个人和企业相互依存、共同进步，使个人职业生涯规划和企业的发展目标相一致。

最后，感情留人。人类是情感十分丰富的灵长类动物，在做出决策是很容易受到个人情感的影响。因此，人力资源管理者可以充分你利用这一点，通过日常多和员工进行沟通，开展人文关怀、情感交流、以心换心，了解他们的生活，让他们充分感受到公司的人性文化，感受他人的关心和尊重，以及领导对他们的高度重视等。从而在他们的日常工作中，时常抱有感恩的心，更好地为公司工作。

第二章 现代医疗机构人力资源管理

第一节 医疗机构人力资源管理

一、组织的相关概念

（一）组织的含义

组织是为了达到特定的共同目标，经由各部门分工合作和建立不同层次的权利与责任制度，而合理地协调一个或多个群体的活动集团。这一概念包括以下含义：

第一，组织是为了实现某种目的而建立起来的，任何一个组织在自己的活动中都能够表现出明确的方向和共同的目标。

第二，组织包括不同职位的分工合作，需要授予权利和承担责任的同时，还要制定相应的制度来加以保证。

第三，组织功能在于协调人们为达到共同的目标而进行的活动，包括各组织层次内和各层次之间的协调。要协调人们的活动，就需要统一所有成员的思想和意志，调动各层次的积极性。

（二）组织的内容

1. 组织设计

设计和确定各部门工作人员的职责范围，确定企业的组织机构系统，确定各部门及工作人员的相互关系，在合理分工与协作的基础上，充分发挥协调配合的功效，使全体职工齐心协力去达成组织目标。

2. 组织运用

执行组织所规定的各部门及工作人员的工作职责原则，制定具体的方法，并开展正常的组织活动。

（三）组织的职能

1. 实现共同目标

共同目标即组织活动的目的，这是组织的基本要素。人们为了实现组织目标而协同互动，没有共同的组织目标，就不是真正的组织。组织目标应该被各个组织成员理解和接受，共同目标被组织成员理解和接受的程度，取决于组织中各成员的协作愿望；另一方面是从个人主观的医院出发理解组织目标。两种理解发生矛盾时，应注意区分组织目标和个人目标，并使之协调一致。为了达到环境变化的要求，必须经常改变组织目标。

2. 分工协作

劳动的分工需要不同的权力和责任制度来保证。组织目标单靠个人是无法实现的，必须分工协作，有分工就有权力和责任的分担。如一个医疗机构可视为一个组织，有院长、科室主任、护士长、各有各的权力和职责范围。组织的功能在于协调人们的活动，达到共同目标，包括各组织层次内部的协调和不同层次间的协调。所谓协调就是统一所有人员的思想和行动。为达到某个目的，每个组织成员必须有协作愿望。协作愿望的强度因人而异，因组织环境的差异而不同。

3. 信息传递

信息是联系组织与有协作愿望的个人的纽带。组织目标应为其成员所知，否则共同目标就是空话。为了让组织成员了解共同目标，必须把目标的意义和要求告诉每个人。信息交流是把组织目标、各项工作和职工的协作意愿联系起来的基础。

（四）组织的分类

根据不同的分类标准，可以将组织分为不同的类别。

第一，按组织是否获得利润来分，组织可分为公益性组织和商业性组织。公益组织是为社会提供公益活动的组织。如政府组织、研究机构、消防队、政党、工会、俱乐部、学术团体以及公共事业管理组织等；商业性组织是以获取收益为目的，向社会提供各种产品和服务的组织。如产品生产企业、产品经营企业、银行等。其中，服务组织如社会服务机构、医疗机构、学校等。

第二，也可分为正式组织和非正式组织。正式组织有以下几个特征：其一，根据社会需要，通过设计、规划、组建而成的组织，而非自发形成的组织；其二，正式组织的结构特征一定能够反映出社会的领导人物的管理思想和信念；其三，为实现组织目标，制定组织规范，正式组织会以最有效的方式达到目标。非正式组织有以下几点特征：其一，人类都是有思想感情的，非正式组织的成员之间依靠思想感情彼此吸引、相互依赖，自发形成团体；其二，非正式组织能够满足所有成员的不同心理需要，促使人们自觉地互相帮助；其三，非正式组织形成后会产生相应的行为规范，约束成员行为，如对正式组织进行促进或抵制；其四，非正式组织的领袖通常具有丰富的经验和较强的能力，善于关心体恤他人，因此具有很强的影响力。

正式组织与非正式组织有类似正式群体和非正式群体之分，但组织是比群体高一层次的系统。这是因为组织由若干群体结合而成，而且有自己独立的功能和属性；非正式组织作为发挥重要作用的组织包括在正式组织之中，而正式组织的形成也会伴随着非正式组织的产生。把正式组织与非正式组织统一起来是现代管理理论的特色。

二、现代医疗机构组织的特征

（一）满足社会公众对健康的需求

医疗结构组织对人类的生存来说具有非常重要的作用。从一个人出生开始，经历成长过程中的磕磕绊绊，既有感冒发烧等小问题，又有手术、癌症甚至死亡等令人畏惧的重大事件，这所有的一切都离不开医疗机构组织提供的医疗服务，而他们也正是为了解决人们的健康问题，提高人们的生活质量而存在的。

（二）医学专业的分化与综合

随着科学技术的不断发展，医疗设施也逐渐进行了更新换代，医疗结构组织的各科室岗位职责也划分得越来越明确，随着医务工作者的工作内容进一步专业细化，必然在医疗机构组织的整体上要求他们进行全面协作，对自己的专业知识进行更新，并对组织进行扩编，通过增添设备、引进高新技术和相关人才等方式扩大组织管理，促进医疗组织机构的进一步分化和综合发展。

（三）确保组织成员行为模式的更新

医疗机构组织虽然不是像企业和工厂，是以经济利益为目的，但是其发展也是深受社会大环境所影响的。随着社会的进步，医疗机构组织的服务模式也是在追求适合新时代人们需求的方向上不断进行着努力的，这其中不仅包括在医疗条件、学术水平、专业技能等硬件方面的改善，同时也包括医疗服务态度等软件方面的更新。近年来，随着人们自我意识的不断觉醒，医患关系的发展呈现出不容乐观的趋势，例如经常听到有患者投诉医生说："医生一直板着脸，好像看病不给钱一样""进去就问我一堆，一直在那写都不抬头看我一眼"。事实上医生每天面对的病人非常多，经常是忙得水都顾不上喝，因为喝水就要上厕所，会影响看诊服务，忙到吃不上饭更是日常现象，所以不可能做到对每一位患者都是微笑服务，这里需要患者的换位思考，也需要医院增加岗位人数，减少医生压力，这样对于改善医患关系来说是很有帮助的。

但不得不说，现在有些医生的做法确实难以得到患者的理解和信任，比如，手术前暗示患者家属送红包；大量开不必要的检查单；与医药代表合作，为获得销售提成而给患者开高价推广药品等。但随着此类事件的不断曝光，引起社会的广泛关注和激烈讨论，相关部门高度重视此类事件，对解决这类问题提出了一系列的具体措施，使这种不良现象得到有效遏制。同时，在当今的医疗机构组织中也不乏大量不忘初心、全心全意为公众健康服务的具有高尚医德的医务人员，他们有的人为了完成一台高难度的手术，十几个小时不吃不喝，待到手术结束瘫软在地，席地而睡；有的人用身体当床，几个小时维持一个动作，只是为了让患者舒服一点；有的人在亲人和患者之间，选择先救助患者，而"狠心"地将亲人暂且搁置一边……此类事件也是不胜枚举，这也可以充分地说明现在紧张的医患关系正在悄然发生改变，医疗服务质量在显著提高，为人们的身体健康提供了充分的保障。

三、医患关系的内涵

（一）医患关系的含义

医患关系是医务人员与患者关系的简称，是在医疗机构组织中必然存在的一种人际关系，也是最普遍的一种关系。

（二）医患关系的分类

1. 主动—被动式医患关系

在主动—被动式医患关系模式中，医护人员和患者之间是不平等关系，在患病治疗过程中医护人员的积极性高，处于主动地位，患者绝对服从，不能质疑，处于完全的被动状态。通常主动—被动式医患关系模式存在于智力不全、缺乏经验以及神志不清等情况下的患者治疗阶段，这种医患关系是不提倡的，尤其是在当下患者或患者家属对医护人员的专业水准和医德情况存在严重不信任的情况下，尤其不宜倡导。

2. 指导与合作式医患关系

指导与合作式医患关系是医患关系中的一种重要类型。在这种医患关系中，医护人员与患者互相尊重，医护人员高度负责、积极主动，将计划使用的药品和资料方案等通通告知患者；患者对医生充分信任，充分行使知情权，二者通力合作，以达到保障患者在愉快的治疗过程中得到最好的治疗结果的最终目标。

3．共同参与式医患关系

共同参与式医患关系是最理想的一种医患关系，通常出现在患者对自己的病情和治疗方法、方式等都特别了解的医疗事件中。在对患者进行诊断治疗时，医务人员和患者是完全平等的关系，不存在主动与被动的地位问题，医务人员在采取相应的治疗手段之前会诚挚地征求患者或患者家属的意见，并尽量予以采纳，即时由于技术原因或者其他情况导致无法采纳时，也会耐心地进行解释。在共同参与式医患关系中，双方都有积极性，所以医患关系很融洽。

四、医疗机构组织

（一）医疗机构组织

医疗机构组织是围绕医疗机构职能目标，以一定的结构形式和活动方式将医疗机构的人员进行有机组合，实行科学的组织管理的一种组织。通过提高医疗机构系统的整体功能，可以实现医疗机构的组织目标。

（二）医疗机构组织结构

医疗机构组织结构是指医疗机构的机构设置和权力划分。医疗机构组织结构形式应与医疗机构的规模、性质、任务相适应。通常分为：直线组织结构、直线参谋组织结构以及矩阵组织结构三种形式。医疗机构的组织结构既有直线参谋组织，又有横线联系的矩阵组织。

（三）医疗机构组织的设置

医疗机构组织的设置主要包括职能科室设置、临床科室设置、医疗技术科室设置和咨询机构设置。各医疗机构在设置组织机构时，要根据医疗机构自身的规模和未来发展灵活设置。同时，可根据工作需要进行不断的调整。

1．职能科室的设置

医疗机构职能科室是为了加强对医疗机构业务活动及各项专业技术建设而设置的办事机构，它是在医疗机构最高管理者的领导下的参谋机构。

职能科室在医疗机构的组织结构系统中处于中介地位。从横向来看，属于职能综合的中介，是各子系统信息融合、集散的重要枢纽；从纵向来看，属于决策执行层的结合部，又是决策层与子系统之间的纽带。职能部门设置的机构如下：综合职能部门（办公室、信息部、社区公关部等）、行政职能部门（人力资源部、财务部、设备管理部、后勤保障部等）、医疗职能部门（医务部、护理部等）。

2．临床科室的设置

临床科室是直接对病人实施诊断、治疗、护理及指导康复的所有部门的总称，在医疗机构两级管理体制下处于第二层（操作层）。其主要工作任务是，在医疗机构整体配合下，完成医疗服务工作，由科主任负责领导全科室的医疗、教学、科研及行政管理工作。

五、医疗机构的人力资源配置

（一）医疗机构人力资源配置的原则

1．比例合理原则

很多医疗机构都存在一种情况，即临床护士严重短缺，通常是一个护士同时要照顾很多病人，远远超过其正常工作负荷，这样将会导致两个结果：一是护士由于得不到充分休息而长期处于疲劳状态，极易发生医疗事故，如输液时弄错患者或用错药等问题导致患者产生各种不适或危险；二是由于护士繁忙导致患者的需求无法得到充分满足，从而对医疗机构的服务提出不满或投诉等。因此，医疗机构应该根据实际情况合理配置医护人员。通常情况下，应该按照一名临床医生搭配2～4名临床护士的比例进行配置，只有这样才能满足患者对医疗服务的高品质需求。

2．合理运用原则

在医疗机构中，每一位工作人员的工作能力、擅长领域等各不相同，这就要求人力资源管理者将他们进行合理的人力资源配置，让最合适的人在和适合的岗位上发挥最大的作用，尽量做到人尽其才，这样不仅可以强化人力资源的整体功能，而且可以使医务人员的价值得到充分体现。

3．动态调节原则

随着科学技术的进一步发展和人们对医疗服务水平的需求不断提高，医疗机构的医疗环境和工作岗位等也要做出适当的调整，从而导致工作人员的岗位职责和需要掌握的技能发生一定的改变，这时就需要医疗机构的人力资源管理部门做好整体的调配，以保证能力达标的工作人员始终在最能发挥其优势和潜力的岗位。

4．内部激励原则

在对医疗机构进行人力资源配置时，应严格遵守内部激励原则。人力资源管理部门可以采取多种方式对医务人员进行激励：首先，可以对工作能力强、服务态度好、患者评价高的医务人员进行提高工资待遇、发放奖金和劳动津贴等方式进行物质激励，也可以进行颁发证书、口头表扬等方式的精神激励，也可以两种激励方式同时进行，通过树立模范典型激励所有工作人员发奋进取，这样可以达到提高医疗机构整体服务水准的作用，进而促成医疗机构稳步健康发展。医疗机构人力资源配置原则结构如图2-1所示。

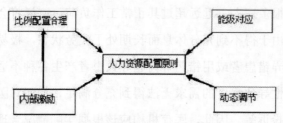

图 2-1 医疗机构人力资源配置原则示意图

（二）医疗机构人力资源的配置策略

1．把好招聘关，引进合适人才

人力资源管理部门在进行招聘前，应首先深入医疗机构各部门中进行实地考察，对各部门的实际情况，如各部门的职责、工作内容、任职要求、当前人数需求数量等做到了然于胸，然后对整个医疗机构的整体情况进行分析，制定科学合理的人力资源招聘计划，并严格按照招聘计划开展招聘工作。在招聘过程中，人力资源管理者应严格把控应聘人员的学历、职称、职业道德和素质、个人修养等问题，确保他们具有良好的学习能力和适应能力，以便其进入工作岗位后，能够快速适应工作环境，尽快开展医疗服务工作。

2. 合理配置医护人员的比例

目前，在我国的医疗机构中，存在一个普遍的现象，即非临床医护人员出现严重的冗余，同时医护人员又严重不足的情况。针对这一问题，人力资源管理部门和相关部门应根据自身情况，合理控制非医护人员比例，适当提高医护人员的总体占比，尽最大的可能满足患者对医疗服务质量的需求。

3. 加强新进医务人员的职业道德培训

医务工作是一个神圣的职业，医生自古以来就普遍受到人们的尊敬，因为医生一生都在为完成救死扶伤、治病救人的神圣使命而努力工作，他们为人们带来的不仅仅是减少病痛，还让人们看到了生的美好与希望。一直以来，医生这个职业向来都是从业者众多，但并不是每一个人都医德高尚，并不是每一个人都全心全意为人民服务的。一部分医务工作者刚开始踏入工作岗位时，尚能做到以患者为中心，严格遵守职业操守，尽职尽责地为患者服务；但随着时间的推移，或者因为对工作的倦怠，或者因为对物质的过分追求，他们渐渐忘记治病救人的初心，打着一切都是为了患者好的旗号，昧着良心开尽量多的检查单和尽量贵的药，只为在月末时能够为自己获得更多的不正当物质收入。他们的这种行为会激发患者和患者家属的强烈不满，会加剧本就紧张的医患关系，从而阻碍我国医疗事业的进一步发展。因此，医疗机构应该加强医务人员的素质建设，从新医生、新护士抓起，通过入职培训提高他们的职业道德素质和严格遵守行为准则、依法执业的意识，树立良好的医护人员形象，建立和谐的医患关系，满足医疗机构的用人需求，促进我国医疗事业的健康发展。

科学合理的人力资源的配置具有两方面的重要作用：一方面，合适的人放到最合适的位置，可以充分满足他们的存在感，有利于他们个人价值的发挥。另一方面，可以明显提高医疗机构服务质量，促使其人力资源结构趋向更加合理，更好地满足人们日益增长的对医疗服务水平的需求，进一步激发机构内非医务人员的工作热情和潜力，改善医务人员的服务态度，从而提高医疗机构在市场经济下的核心竞争力，最终实现医疗结构地可持续健康发展。

第二节 现阶段医疗机构人力资源管理现状

一、医疗机构人力资源管理的意义

在现代的医疗机构中，人力资源管理不仅在医疗机构中负担着重大的责任义务，它对医院的发展也具有重大的意义。首先，人力资源管理部门的任务就是对医院所有的工作人员进行管理，并需要掌握所有医务人员的个人资料。其次，人力资源管理部门的工作是十分繁杂的，包括人员招聘、档案管理、人事处理和医疗机构的策略管理等。最后，人力资源管理部门还要对医疗机构的各个科室和各个部门的人员进行合理的调配和调动，要保障医院的各项工作都能顺利地完成。所以，对于医疗机构人力资源管理部门的工作人员来说，必须要尽心尽责的完成每一项工作，因为人力资源管理部门不仅仅只是医疗机构的支柱部门，更是医疗结构解决运作问题的主要运作机构。

二、医疗机构人力资源管理的现状分析

目前，随着时代的高速发展，我国的医疗卫生事业也在逐步地开始大规模扩张，所以越来越多医疗相关专业的人大批的涌入医疗机构，这就必然要求医疗机构要在人力资源管理方面有相应的质量提高。但是，目前大

多数的医疗机构，仍然还是采用以往的人事管理方式，只注重招聘人才，却忽略对人才的管理和培养方法，在很大的程度上影响了医院的员工素质与医院的长远发展。医疗机构现存的问题主要有以下几个方面：

（一）科学的人力资源管理理念尚未成熟

在我国目前很多的医疗机构中，大多数的人力资源管理部门都没有一个系统性的培训，大多数的上岗人员都缺乏专业的人力资源管理经验和知识。据有关部门报道，我国的医疗机构中的管理层人员接受培训的人数与国外管理层人员接受培训的人数相差70%左右，从这个数字中，我们就能看出其中的差距。由于大多数的人力资源管理人员未曾接受过专业的知识和业务培训，就导致了他们依然采用以往传统的人力资源管理模式，忽略了大多数医疗机构中工作人员的内心需求，不懂得如何用科学的人力资源管理理念去激发他们的工作热情。

（二）人力资源管理方法过于传统

目前，大多数的医疗机构还是采用以往传统的人力资源管理方法，缺乏专业的人力资源规划，较少关注到员工个人的职业管理和人际关系，有的医疗机构在管理上也存在着一定的工作误区，只针对高学历人才进行引进，缺乏人才的多样性管理和吸收，并且管理和奖惩机制不够，对员工缺乏激励性的引导，致使人才流失率大幅增加，还有很多的医疗机构对尖端人才的引进也缺乏一定的构思和办法。

（三）人力资源管理的工作人员素质过低

目前，在大多数的医疗机构中，人力资源管理部门的工作人员有很大一部分都缺乏专业性的人力资源管理知识，他们当中有很大一部分的人是其他医疗部门转岗过来的，有的甚至在文化程度上也存在着一定的缺陷，有的还存在着一些"空降兵"和"照顾性"人员。这些非专业管理人员，只局限于自己的知识体系内，不能很好地构建良好的人力资源管理体系，这对于医院来说是很需要关注的问题。

（四）人力资源管理难度大

目前，很多的医疗机构对人力资源部门的组织和设置方面都非常的不合理，医院并没有根据具体的实际情况来合理地使用人力资源，缺乏系统性的统筹和规划，使人力资源管理的作用很难得到充分的发挥。而且医疗机构中的工作人员比较多，各个部门和科室之间也比较分散，这就导致人力资源管理部门很难对员工进行集中的管理。医疗机构中的编制外人员也是导致人力资源管理难度大的一个重要原因，因为这些编制外人员水平远远不如编制内的医疗工作人员，所以在薪资待遇上就会与编制内人员有一个很大的差异，对有些编制外人员的心理就会造成一定的落差，就会对他们工作的态度有一些消极的影响。如果人力资源管理部门对这些编制外人员管理不恰当的话，就会导致医疗机构团队的稳定性。

（五）人力资源管理培训系统不健全

由于医疗机构中的各个部门和科室比较分散，而且各自又有其部门独特的医疗体系，这就导致医疗机构在部门的统一上缺乏相应的协调与配合，没有一个健全的培训系统对各部门进行系统化的培训。而对于医务人员来讲，目前大多数的医疗机构也并未形成一个科学的人力资源评估体系，也就无法体现出个体员工的工作情况具体细节和差异。

（六）薪酬分配不合理，缺乏有效的激励措施

目前，我国的医疗机构中大部分的职位都是按职称分级的，所以，很多医院中的薪酬待遇都是按照级别分配的，从而忽视了按劳分配的薪资理念，就导致薪酬分配存在不合理的现象。在激励措施方面，大部分的医院都缺失很好的奖励机制和手段，这就会导致医院无法留住和吸引更多的高尖人才到医院参加工作。

三、医疗机构人力资源管理的对策分析

目前从我国大部的分医疗机构管理现状来看，其中存在着很多方面的不足，例如，薪资待遇、人员管理、人员培训以及相关的激励奖惩政策等

都存在着明显的缺陷，这会严重影响到医院的长远发展以及人力资源管理部门的稳定性。在医疗机构的管理中，人力资源是一个重要角色，为了能够保证医疗机构的稳健发展，促进医疗水平，打造专业化的医疗管理团队，就必须对医疗机构人力资源管理的缺陷进行一定的补救和调整。

（一）更新医疗机构人力资源管理理念

人力资源管理部门要想在医疗机构中起到一定的积极作用，达到预想的管理效果，就必须要对科学的人力资源管理理念全面的升级，不断地去更新人力资源的管理方法和手段。这就要求医疗机构中的人力管理部门树立起以人为本的管理理念，去尊重每一个医院的在职人员。人力资源管理部门要在保证完成基本工作要求的同时，也要关注到每一个在职员工的心理和身体状态以及家庭情况，及时地了解更新每一个员工的需求和资料，达到人性化管理。对于业务成绩优异的员工，也应给予相应的激励政策和鼓励，使员工感受到自己在医院的价值和存在，进而去提高自己的工作热情和技能。人力资源管理部门要想到达管理的有效性，就必须秉承着人性化的科学管理理念，结合具体的医疗机构情况，针对每一个员工做出相应的管理计划，为员工提供充足的实力发挥空间，制定出相应的机制和奖惩措施，从各个角度去完善管理制度，提升员工的忠诚度，留住可用的人才。

（二）优化医疗机构人才资源的生存环境

良好的医疗机构人才资源生存环境是人力资源有效管理的载体，如果人才医院环境恶劣，将会对人力资源管理部门的工作制造出相当大的阻碍，也使得人力资源管理工作难以发挥出其实效性。所以医疗机构的人才资源环境需要人力资源部门良好的、健康的、合理的科学价值观引领，这就要求人力资源管理部门要不断地优化自身的管理能力，同时也要随员工的日常工作环境进行改善，要运用良好的医疗文化，对每一位在职员工进行文化的熏陶，使他们树立良好的工作价值观和人生观，培养他们良好的工作态度和工作习惯，提高员工工作的积极性。这样不仅能对人才资源环境进行优化改善，也可以减少人才的流失，更是促进人力资源管理的有效方法。

（三）提高医疗机构人力资源管理者的能力

在医疗机构人力资源管理能力方面，医院要着重培养，因为人力医院管理者的能力与素质是影响管理效率的重要因素。所以，医院在招聘方面可以聘用一些人力资源管理专业或者人力资源管理经验丰富的人才，这样可以提升整个人力资源管理部门的综合素质，也可以不定期地对人力资源管理人员进行系统的培训，使他们不断完善自身的专业管理能力和管理技能。

（四）完善医疗机构的绩效考核制度

医疗机构的人力资源管理核心就是绩效管理。所以，人力资源管理部门在优化绩效考核制度的同时，也要考虑到人才的合理利用，不仅要给予员工完善的奖励政策，更要借助完善的绩效管理制度，去提升他们的工作热情度。首先，医疗机构的管理绩效是相当复杂的，所以人力资源管理部门要采用一定的科学手段以及互联网技术来对在职人员的合理掌控，将人力资源管理落实到每一个员工的身上，发挥出绩效考核制度的实效性。其次，人力资源管理部门在评价绩效时，要合理的做出奖惩措施。对于工作效率低下、态度不认真负责，以及工作上的失误者要进行一定的惩罚措施，用以鞭策员工。对于工作效率高、态度认真负责，并在工作上做出重大贡献者，一定要给予相应的奖励措施，以激励其工作的热忱。需要注意的是，奖惩措施的制定要根据医疗机构的经济效益的提高与损失做出合理的安排。最后，医疗机构的人力资源管理部门在制定绩效指标时，要严格地按照每一个工作人员的实际工作情况和能力合理地进行安排。如果一旦绩效评价与员工实际的工作有差距，那么就无法激励员工的工作热忱，反而会对员工产生一定的负面影响，无法发挥出个人的实际能力水平。

（五）科学设计薪酬体系

薪酬体系一直都是医疗机构工作人员最为关注的话题，薪酬的合理与否也一直都是工作人员热度最高的一个议论话题，薪酬体系如果不合理将会直接影响到医疗机构每一个工作人员的工作热情和工作效率。因此，人力资源管理部门在建立薪酬体系时，一定要考虑到绩效的标准是否合理，如何才能让工作人员得到满意的薪资报酬。但需要注意的是，薪酬体系的制定一定要符合医疗机构的经济效益，在最大限度地合理性上，去提升员工的工作质量和积极性。

（六）合理设计招聘体系

医疗机构人力资源管理部门都必须要有一个完善的用人机制，确保让每一个面试者都能体会到优胜劣汰的原则。所以，人力资源管理部门在招聘体系中，一定要采用公平、公正、合理、用实力说话的原则，对每一个应聘者进行综合性的考察，既要有专业的知识水平技能，又要有良好的文化素养和正确的价值观。在设计招聘体系时，要把笔试和面试都安排进去，并要考察每一个应聘者的实际操作能力，如遇应聘者能力较强的，则可以考虑优先录取。

（七）明确医疗机构工作人员的职责

在医疗机构中部门和科室是十分繁杂的，而且很多医疗机构的岗位安排的也比较混乱，无形的给人力资源管理部门增添了很大的压力。所以人力资源管理者要明确每一个岗位的工作职责和任务，这样才能顺利地进行工作。因为只有人力资源管理者明确了医院各个岗位的工作职责后，才能对员工进行精细化的管理制度，管理好医院每个工作人员完成医院所指派的任务。并且，一旦出现医疗事故时，人力资源管理者也能够迅速地找出责任承担人，并要求其在一定的时间内迅速解决问题。

（八）建立优秀的医疗运营文化

每个企业都有自己的企业文化，医疗结构也不例外，健康的医疗运营文化可以使医疗机构各项工作平稳的运行，并且也能够激发员工的热忱度，不断地提升自己的专业技能，学习更多的医疗知识。因此，医疗运营文化对于医疗机构来说具有重大的长远意义，医院一定要认识到医疗运营文化的重要性，并对其进行合理地利用。健康的医疗运营文化是资源管理者要从医院的每一个员工的自身情况出发，并可以保证其利益性，尊重每个工作人员的内心想法，多为员工提供一些平台机会，使其在通过自身努力的情况下，感觉到自己被需要，实现自我的价值。医疗的运营文化要求每个工作人员都充满正能量，去带动身边的医护人员，从而也可以减轻或激励他们面对病人的心理负担。但是医院运营文化的制定一定要足够优秀，其形势可以通过互联网形势，或者去当地的一些医院和提供免费的医疗服务有效地宣传医院的优秀文化。

总之，目前我国医疗机构人力资源管理还依然存在着很多问题，面对这些问题人力资源管理部门一定要采取相应的应对措施，加强人事管理力度，健全管理制度，只有这才能医疗机构才能真正地健康平稳发展。

第三章 战略性卫生人力资源管理

第一节 战略性人力资源管理

随着经济的快速发展，人力资源已经成为各大企业竞争资源的主要利器，各大企业的人才争夺战也已经进入了白热化的阶段，以往传统的人力资源管理已经不能适应现代形势的发展需求，企业要想在现代竞争中脱颖而出，就必须向战略性人力资源转型。

一、战略性人力资源管理的相关概念

（一）战略性人力资源管理的内涵与特征

美国学者罗纳德·舒勒把战略性人力资源管理定义为在企业员工完成企业任务的过程中，一切可以对他们产生影响的战略性管理活动。战略性人力资源管理的范围很大，它蕴含了企业通过员工来达到目标的各个方面。战略性人力管理资源就是企业在人才战略方面的整合，所以，企业的管理层在人才管理的方面一定要认真考虑。

战略性人力资源管理将组织的注意力主要集中在以下几个方面：第一，组织和个人的特殊能力和潜能的完全开发；第二，人力资源管理要使组织未来的战略目标需求和组织资源相适应；第三，要提高组织的业绩和效率；第四，要优化组织文化和组织结构。

战略性人力资源管理是企业战略的有机部分，它包含了招聘人才、培养人才、聚集人才、薪资待遇等一系列的管理实践。战略性人力资源管理是企业获取竞争优势的主要资源，也是人力资源管理实践的发展和企业管理战略共同作用的结果，它与传统的人力资源管理最显著的区别就是它主要强调与企业员工共同发展的战略性目标，达到与企业战略的紧密配合。

"双元、双层"是企业战略管理的一个重要性原则，意思就是企业和员工共同发展和进步，也就是说企业和员工既要考虑到个人的发展因素，

也要考虑到企业的发展因素，要通过合理的战略性人力资源管理方式使企业的发展和员工个人的发展目标尽量达到完美的结合。

战略性人力资源管理的中心概念就是企业的战略匹配或整合，其意思就是人力资源管理部门需要战略整合来保持企业的战略和热力资源的战略完全一致。盖斯特（Guest）认为，战略计划的要和人力资源管理进行充分的整合，这样人力资源管理才能渗透到各个层次和阶级中去，人力资源管理者才能把人力管理资源实践视为工作中的重要一部分，其中，战略匹配分为内部匹配和外部匹配。

1．内部匹配

内部匹配是通过强化和发展人力资源管理的各种实践和政策之间的内在一致性而完成的，它也被称为横向整合，就是将一些互相可以补充的人力活动一起开展，并保持其内部的一致性，达到互相加强的目的。

2．外部匹配

外部匹配的意思就是要结合人力资源组织的动态性和特点去考虑，使人力资源战略和企业的发展战略相一致，外部匹配也被称为纵向组合，它是指企业战略和人力资源管理战略的关系。

（二）战略性人才管理阶段

战略性人力资源管理理念的出现是与战略性管理理论息息相关的，随着时代的发展，以往传统的人力资源发展相较于以前虽然在管理上有很大的突破和深入，但仍与企业管理组织的战略目标不够一致，还没有真正的从战略发展上重视人力资源的管理与开发。在战略性人才管理阶段，开始出现"以人为本""人性化管理""企业的首要任务就是满足企业员工的发展需求"等新的想法与概念，直接反映了人力资源管理价值观的深刻转变。

（三）战略性人力资源管理意义

战略性人力资源管理工作是确定战略管理条件与人力资源环境相融合的发展策略。在实际企业功能贯彻环境中，能够确定相应的市场地位和环境优势，针对人才储备方面的基础工作更具备有效延伸的条件，从而确保企业可持续发展方向与人力资源条件相互促进。另外，在此基础上赋予了人力资源管理模式方面的概念贯彻，确保后续工作开展具备功能转换的意义，并为后续的工作赋予了资源和管理双方面的优势，为企业在后续经济市场环境中的发展奠定了良好的基础。

（四）战略性人力资源管理体系的作用

从广义上来讲，战略性人力资源管理体系主要有以下几个作用：

首先，采取战略性人力资源管理体系的企业能够有效促进整体企业在市场环境中的人才储备条件，为后续企业的经济发展提供良好的资源优势。

其次，战略性人力资源管理体系能够在一定程度上为塑造企业文化创造更多的优势，为员工管理的后续工作提供条件，为员工在精神和技能方面提供多项发展的平台。

再次，自身发展方面具备执行和管理条件系统优势的企业，能够确定相应的资源环境具备稳定性，为后续工作的开展和市场环境变化提供良好的刺激性条件，确保整体企业经济环境稳定。

最后，在全面的战略性管理环境中，能够赋予员工自身精神建设方面的优势，在多方面工作氛围和资源管理方面为员工提供更加多元化的职业规划条件，并为后续企业的发展奠定坚实的基础。

二、战略性人力资源管理工作的组成

（一）坚持以员工利益为核心的管理理念

企业管理人员在有效开展自身工作的过程中，针对资源和市场环境上的开发应当着重确定相应职能的明确指向性，这样才能够基于员工的素质发展贯彻公司制度，并在此条件环境中展开优化措施，构建以整体把控战略方针为前提，以确立人性化管理环境为核心的企业生产平台。

（二）资源结构体系的建立

人力资源发展和相关战略目标工作的展开是确保整体企业结构能够有

效实行的基础，更是满足后续战略、管理和运作方面延伸的基础条件。在实际机构搭建的环境中，需要结合人力资源管理者素质建设进行巩固，这样才能够为后续体系化的建立提供扎实的基础，并赋予多元化统筹的优势，确保整体管理优势能够全面贯彻。

（三）建立完善的人员招聘录用系统

建立完善的人员招聘录用系统是战略性人力资源管理的重要环节之一，它不仅能为企业持续的收揽人才，减少优秀人才的流失，更能提高员工的培训效率，实现企业内部人力资源管理的有效配置。所以企业在招聘录用过程中必须遵循以下几个原则：首先，目标原则。招聘录用的根本目标就是增加企业的人才资源，促进企业的进一步发展，实现企业战略目标；其次，计划原则。企业在进行招聘录用时要提前根据企业的实际人才缺失情况制定出合理的人才招聘计划；最后，公平、平等原则。在招聘录用时，招聘者应本着公开透明、择优录取、公平平等的理念去展开工作。

（四）加强战略性绩效管理

1. 适用于不同竞争态势的绩效管理

公司可根据自身处于何种环境来选择防御者战略、探索者战略等以适应市场竞争。选择防御者战略，在绩效管理的各种沟通环节中，重点是调动员工潜能，发挥员工工作的积极性；选择探索者战略，在绩效管理的各种沟通环节中，重点是将公司目标融入员工的个人发展目标，使公司和员工的利益趋向一致。

2. 适用于取得竞争优势的战略性绩效管理

公司可根据自身所处的内、外部环境，选择成本领先战略、差异化战略等来获得持续的竞争优势。如若选择成本领先战略，公司就应本着尽量节约人力、物力、财力的原则实施绩效管理；如若选择差异化战略，公司在绩效管理中就应弱化员工工作的直接结果，而鼓励员工多进行创新活动。

三、向战略性人力资源管理转变是当务之急

目前，随着时代和科技的发展，越来越多的企业正在脱颖而出，人才资源竞争也是处于一个白热化的阶段，如果企业还未意识到人力资源战略管理的重要性，没有形成一套完成的人才资源战略体系，那么就必然在不远的未来，被时代无情的淘汰。如果一个企业没有长远的人才储备战略，没有合理配套的人力资源管理和规划，就无法留出优秀的人才，那么企业的发展也就无从可谈了。随着社会理念的更新，我国的大多数企业已经把人事部门正式更名为人力资源部门，但是有很多企业虽然把名字改变了，但是还是停留在以往的劳动人事管理阶段，未能真正有效地开发出人力资源管理的真正资源，没有有效的人力资源管理战略，导致企业大部分的优秀人才流失，进而导致企业生命力下降，未能展现出应有的生机和活力。因此，企业的当务之急就是从传统的人事管理转变为战略性的人力资源管理方式，真正地将人力资源管理视为竞争优势，将企业的宝贵资源进行合理的开发和利用，进而形成企业的核心能力，达到与企业员工共同发展的战略目标。

四、构建医疗机构战略性人才管理体系

第一，医疗机构要抓紧人力资源管理的基础性工作，医疗机构人力资源管理部门的基础性工作主要有以下几个方面的内容：首先，人力资源管理的信息化。人力资源管理的信息化主要包括员工培训系统的建设、薪酬制度管理系统的建设、绩效管理系统的建设以及员工档案和人事处理档案管理的建设等。这些系统化的建设可以使人力资源管理更加的便捷、高效和准确；其次，医疗机构要建立完善的人力资源管理制度。医疗机构人力资源管理部门要根据医院的具体实际情况和人事资源制度的改革，制定出完善、合理的人才招聘制度、绩效考核制度、奖惩制度等；最后，人力资源管理部门要对医疗机构内的各个岗位进行系统化、科学化和规范化的分

析。人力资源管理部门要对各类岗位的工作职责做出相应的岗位说明书以及工作规范，为开展后续的工作提供基础性的专业资源信息。

第二，完善医疗机构人力资源管理的组织系统。人力资源管理的组织系统包括对在职人员的培训、人事调动、人力资源规划、薪酬绩效、人员招聘等子系统的建设和设计，人力资源管理部门一定要明确的界定出各个子系统的功能以及他们之间互相的联系，使组织系统真正发挥出其应有的效用。

第三，医疗机构要加强各级管理层对人力资源工作的重视。在医疗机构中，各级管理层的决策对于医院是起着决定性作用的，他们对战略性人力资源管理的重视程度在医院起着举足轻重的作用。医疗机构应该将人力资源管理部门重视起来，使之与各级管理层一起研究医院的发展策略，共同制定出医院的工作方案和目标。这是因为人力资源管理部门掌握着医疗机构中所有的人事档案和信息，他们只有与各级管理层一起了解医院的发展目标和战略的情况下，才能设计出符合医院未来发展的战略性人力资源管理方案，并设计出符合医疗机构现有情况的人力资源管理系统。

第四，医疗机构要提升人力资源综合管理的创新程度。随着时代的高速发展，医疗机构中人力管理的资源也在不断地更新中，所以人力资源管理部门也要紧随着时代的步伐，根据国家的有关规定，结合医疗机构的具体实际情况来针对性地对人力资源综合管理进行改革与创新，人力资源管理部门要不断地更新人力资源管理理念，不断地摸索出满足医院进步和发展并且符合战略性人力资源管理的模式、组织架构与制度规范的政策，也可以适当地找一些专业的人力资源管理咨询公司来对医疗机构进行策划。

第五，医疗机构要提高人力资源管理活动的精确程度。医疗机构中的人力资源管理的精确程度是可以从多方面去进行衡量的。比如，人力资源管理组织系统设计的正确与否；医疗机构中基础性信息的准确度；人力资源管理中决策的效果等。提升医疗机构中人力资源管理活动精确程度的重要途径就是对各项人力资源管理活动进行及时的评价与反馈。

医疗机构要想实行战略性人力资源是一项非常复杂的工程性工作，因此需要人力资源管理人员做出多方面的业绩。

第二节 人力资源战略规划管理

一、相关概念的界定

（一）人力资源规划的定义

20世纪60年代，人力资源规划才出现了其最早的定义，即"人力资源规划是管理层人员将企业的发展规划和企业当前现有的人力资源进行对比，通过相应的人力资源管理措施，选择出最合适的人力资源，来与企业进行互相匹配，从而使企业和个人都能达到利益的最大化。"人力资源规划的定义还有以下四种解释：

第一，人力资源管理规划就是要根据企业的实际情况来制定具体的人力资源活动的方案，来满足企业的未来发展的人力资源需求。

第二，人力资源管理规划就是要在企业和员工个人达到利益最大化的目标下，进行人力资源的合理分配和需求，达到最佳平衡状态。

第三，人力资源规划就是要确保企业在一定的时间和岗位的需求上获得各种需要的人才，满足企业和个人共同的发展目标。

第四，人力资源管理规划就是根据企业的发展需求，预测出企业环境和岗位需要的人才资源，进而为达到预计人力资源目标设计和提供人才的过程。

（二）战略性人力资源规划的定义

战略性人力资源规划又被人们称为人力资源战略规划，它是企业战略目标规划的一部分，它是具有全局性和长远性的战略规划。由于每个企业的经营模式和发展的目标不一样，导致了企业经营环境的不确定性和复杂性，所以战略性人力资源管理就显得尤为重要，它可以帮助企业在未来发展的道路上做好前期的人才资源准备。

二、人力资源规划与人力资源战略之间的关系

很多学者都曾经对人力资源规划与人力资源战略之间的关系做出了比较，所以目前学术界统计出来主要有两种观点：一方面是，大多数学者认为人力资源规划与人力资源战略性是两种完全的独立的概念，并且还有的学者认为人力资源规划是人力资源战略的延伸与实施，而人力资源战略是人力资源规划的基础，他们之间相互依存、又互相并列。另一方面就是，企业的人力资源规划包含了人力资源战略，并把企业人力资源规划分成了广义和狭义的概念。广义上的人力资源规划包含了企业的战术计划与战略计划，狭义上的人力资源规划就是企业人力资源战术上的制定。从人们理解的方面上将，广义的人力资源规划概念和狭义人力资源规划概念，并没有很大的区别，所以，人们大多数还是比较赞同第一种意见，把企业人力资源规划和人力资源战略看成是两种并列范畴的概念，而且也更加便于人们理解和接受。所以，人力资源规划与人力资源战略之间的关系总结出来主要有以下几种关系：

第一，企业人力资源规划是企业人力资源战略的延伸。

第二，企业人力资源战略是企业人力资源规划的基础。

第三，缺乏人力资源管理战略的人力资源规划就会失去目标和方向。

第四，缺乏人力资源管理规划的人力资源战略就会变成空壳，没有实质性的进展。

第五，企业人力资源规划与人力资源战略是相互依存、相辅相成、缺一不可的关系，并且是一项有先后顺序的工作。

第六，企业人力资源战略与人力资源规划是两种不同的概念，更是两个层面上的工作，人力资源战略的工作层面要比人力资源规划的工作层面高出一些。

从上述几种关系中，可以看到，二者之间相互联系却又先后有序。战

略是把目光放长远的高瞻远瞩，是从企业的具体经营环境出发，对企业宏观上的展望，它是把握企业发展趋势的一种预测性的理念，它强调的是企业的长远发展和全局性的谋划。而规划是战略思想的一种体现，它是战略的延伸，没有规划，战略的一切谋划都会变成空谈，它是战略的实施，是贯彻战略意图的行动措施，规划强调的是在企业中的计划和可操作性，更偏向于战术一些。

从企业人力资源管理的角度来看，战略者关注的是企业与个人在利益上的提高，关注的是企业的在长远发展的阶段中人力、物力、财力的需要，以及人才资源的补充问题，使其发挥出最大的作用。规划者关注的点是怎样将战略者的思想和意图用实际的人力资源管理活动更好地诠释出来，在不同的阶段根据战略者不同的谋划进行有序落实，确保战略意图很好的贯彻落实，达到企业的战略发展目标。战略者关注的更多的是实践点和关键点上问题的措施，而规划者关注的则是怎么将措施进行落实。

根据以上的阐述，可以看出，无论人力资源战略还是人力资源规划，他们的实质都是以企业需求的人力资源为本质，强调为企业的长远发展需求做出的整体性、长远性、多方面性的规划和措施。

三、人力资源管理规划的现状及对策

（一）人力资源管理规划普遍存在的问题

第一，企业在人力资源管理部门缺乏专业性的管理人才。首先，大多数的企业人力资源管理部门的管理者都缺乏专业性的管理技能知识，在管理和规划上毫无章法可言。其次，人力资源管理部门缺乏系统性的专业培训，即使有的管理者经验丰富，但是却缺乏专业的管理知识，知识凭感觉在人力资源管理的工作。最后，有的企业在面临人力资源规划时，只注重请人力资源咨询公司，无法独立的完成本企业的人力资源规划工作。

第二，在企业中，人力资源管理者与其他岗位缺乏必要的沟通。人力资源管理规划是从公司的实际发展情况出发的，就必须要对其他工作岗位的进程和信息多加了解，要从根本上解决公司发展需求的人力资源问题，并制定出相应的计划和措施。但是在现实的很多企业中，很多人力资源管理者，仅凭着以往的数据或者只凭自己看到的表面上的现象来对个岗位的人力资源做出规划，这样只满足了公司的表面上的人力资源需求，却没有真正地落实到每个岗位上的人力资源需求，缺乏论证和可执行性。

第三，企业人力资源管理规划不能随着发展环境的变化而变化。随着经济的发展，市场的快速变化，企业的经营和发展环境也在随之改变，这就要求人力资源管理者要根据企业和市场环境的变化，及时地对人力资源规划做出相应的调整，以满足公司的发展目标和长远利益。但是在现实中，大多数的企业还不能及时地根据市场的变化而对人力资源规划做出相应的调整，这就导致了企业的人才短缺，未能及时的补充企业所需的人才资源。

第四，企业的人力资源管理规划不明确。人力资源管理规划是企业实行战略性人力资源管理的基础和依据，所以，人才资源规划的目标和措施就必须要明确和清晰。但是一些企业的人力资源管理规划部门并未做出明确的战略目标，这就导致了企业的人力资源需求方向不明确，并不知道企业需求的人才资源是什么，导致人才的规划落败。

（二）人力资源管理规划的应对措施

第一，企业人力资源管理部门要提升管理者的素质。企业的人力资源管理部门的任务和责任就是对企业其他部门的了解、掌握和规划，所以就必须要先及时掌握好企业的发展目标及经营动态，然后为各个部分提供好连接服务。这就要求人力资源管理部门的从业人员素质要有一定的高度，要有一定的专业管理素养，好为其他部门以及工资的人力资源需求做出合理的安排。人力资源管理部门是一个独特的部门，它对员工的要求和衡量标准也比较高，首先就要有一定的预见性和管理技能，才能做出有利于企业战略性发展的规划和措施。所以，企业要定期地对人力资源管理部门进行统一的专业知识培训，培养他们分析、沟通、预测等多方面的综合能力，提高他们在工作中的认知性和敏感度，及时地做出有利于公司发展的长远规划。

第二，企业要建立多维交叉体系的工作机制。人力资源管理规划是一项全方位、多元化的工作，它不仅需要对企业其他岗位的人事信息了解到位，更需要了解其他部门的岗位工作以及工作职责。所以人力资源规划的工作就需要全企业的所有工作人员一起协调完成，需要全企业的人共同努力完成这项工作，因为，人力资源管理涉及的范围比较广，而且企业的人力资源发展决策也是需要各个管理层之间一起来共同研究的，并且共同制定出一系列适合企业发展的一系列战略措施。这就需要企业要在各个部门之间建立起多维交叉的工作机制，让各个部门能与人力资源管理部门多多交流协作，这样不仅有利于人力资源管理规划工作的顺利进行，更能增进员工之间的友情，为企业的团结也贡献出了一分力量。

第三，企业需要完善人力资源的信息系统。因为经济时代的快速发展，企业的动向和定位也在随之改变，这就要求人力资源管理规划人员不仅要了解市场的行情、企业的动向，更要洞察整个行业的走势，进而去完善企业的人力资源规划。信息的准确、及时就显得尤为重要，因为人力资源管理者必须要掌握准确的相关资料，来进行合理的人力资源规划，如果没有一个完善的信息化系统，效率无疑是非常低下的。因此，企业需要建立一个完善的人力资源信息系统，以便于人力资源管理者及时对企业员工实时信息的掌握，然后编排和制定出一个完善的人力资源管理规划措施。

第四，企业需要明确人力资源的战略规划目标。这就要求企业先要明确合理的经营策略、企业定位等目标，然后人力资源管理部门才能根据企业的实际情况，合理的规划出一个明确、清晰的战略目标，合理地制定出人才的招聘计划、薪酬计划等，为公司发展做一个长足的打算。

四、人力资源战略规划体系构建的重点

（一）人力资源战略规划的编制参与人

在以往传统的人力资源管理规划上，编制参与人一般都是该领域中的某个专家，偶尔会有企业组织内少数的人参与编制，并且组织中的少数人也并没有完全理解专家的规划措施，而且专家对于本企业的发展和公司的定位也并不是完全的了解，导致了企业人力资源的规划措施完全脱离了企业的发展，并且大多数都没有什么实质性的帮助，也正是由于这种没有实质性的帮助，所以这种规划完全得不到企业的足够重视，而且编制参与人没有企业的管理层和工作人员加入，也会大大减弱了员工的工作热情，降低了工作的积极性，导致以后不能积极地提出有利于企业的建设性意见。

人力资源管理规划是企业内部每个管理层的基本职责，无论编制参与人是领域的专家还是该企业的人力资源管理人员，都必须要有一定的一线管理层人物加入。因为一线管理层是企业的灵魂人物，并且他们对其工作岗位和员工的状态、素质以及身心情况是最了如指掌的。而且许多部门的职能和业务也对人力资源管理规划的实施有着一定的作用的，例如，运营部门可以根据其本身自由的运营经验，更好地完成人力资源规划的各项活动。人力资源规划管理的活动，也是需要大家一起去完成的，各个一线管理层根据自己岗位的实际情况，提出人力资源管理规划的建设性意见，在通过人力资源管理部门进行评价和审批，最终制定出总体的人力资源发展规划去迎合公司的发展。

（二）人力资源战略规划体系的编制

人力资源战略规划体系的编制是由人力资源年度滚动规划、中高级核心人才规划以及专业的队伍发展规划组成的。以下就是人力资源管理规划在制度、流程、和内容等方面的要求。

1. 人力资源年度供求滚动规划

人力资源年度供求滚动规划包括对企业的现实情况分析、企业发展环

境的宏观分析、年度企业人力资源需求和供给分析以及整个企业的人力资源需求的预测分析等内容。人力资源年度供求滚动规划的周期一般是三到五年，是每年定期连续滚动的编制。在进行人力资源年度供求滚动规划编制之前，人力资源管理部门需要对企业内部所有的部门进行分类，确定出企业中的重点工位，并制定出相应的指导性文件，文件中要明确的规划出人力资源组织体系的编制流程和报告体系，企业中的各个部门也要严格地按照文件中的各项规定执行下去。人力资源管理部门要保证企业规划数据的准确性，确保信息的完整性和准确性，再根据各个工作岗位的分类和重点岗位进行详细的统计汇总与数据分析，最后结合企业的战略性发展目标，综合企业实际的人力资源配置，编制出人力资年度供求滚动计划，做出合理的政策和规划措施。

2．高级核心人才规划

企业的高级核心人才计划是在年度供求规划的基础上，对企业中各个部门中的高级核心人才进行职业发展的专门规划。高级核心人才的确定通常需要企业自身根据岗位的职业要求来确认，如生产性的产业一般根据高级管理人才、高级技能人才和高级技术人才三个类别的人才确定其企业的核心人才队伍。企业高级核心人才规划的内容包括：根据企业自身发展需求建立高级核心人才的队伍，建立选拔高级核心人才评价机制，建立甄选核心人才的标准体系，并设计出高级核心人才的职业培养开发规划，制定出符合高级核心人才的薪酬制度和考核计划。

3．企业专业队伍发展规划

企业核心队伍的发展规划是根据企业的重点专业工种和岗位进行具体的、贴合企业发展的状况进行详细的分析，然后确定出专业队伍的发展定位和人员开发等方面的具体规划措施。企业专业队伍的发展规划是为了提升整个岗位队伍的人力资源整体素质和工作效率，避免企业的专业队伍中出现空缺、断层或是架构不合理的现象。一般的企业中都需要成立几个这样的专业小组队伍，然后共同完成企业发展的战略目标。

企业在进行人力资源管理的编制规划时，一般都会采用专业岗位和岗位设置两种途径去进行人力资源现状的分析和未来的人力资源需求规划。这样的编制规划不仅能看到企业各个部门的发展状况，提升管理层面的业务水平，还能纵向地了解到企业内部人员分布的状况以及公司的发展状况和人才需求，为高级核心人才和企业专业队伍发展规划提供了有效的信息和资源。

第三节 卫生人力资源的开发和管理

卫生人力资源是医疗机构实现卫生服务和发展目标的重要竞争优势，它在卫生领域的"人、财、物、信息和技术"五类资源中占据了重要的地位。其中卫生事业的改革与建设关键就是卫生人力资源的开发和管理，它在卫生系统耗费的总款项中占据了70%。因此，医疗机构要想提高本单位卫生事业的经济效益和社会效益，首先就要充分利用好人力资源的开发和管理。

一、卫生人力资源的相关概念

（一）卫生人力资源

卫生体制改革的核心就是卫生人力资源的改革，卫生人力资源不仅是卫生资源中最流动性的因素，也是提高卫生事业整体综合素质和卫生服务质量的决定性因素，更是促进卫生事业长远发展的决定性资源。随着时代的发展，各个行业都在不断地进行更新和改革，卫生事业也不例外，所以决定卫生事业发展的决定性因素——人力资源就成了我国卫生事业改革的热议话题，其中卫生人力资源的现状、配置等问题就成了卫生事业发展的重点解决问题。

卫生人力资源的概念从广义上讲就是指在医疗机构从事医疗事业、护理事业等各类专业的卫生工作的各类人员。卫生人力资源从狭义上讲就是指专业的卫生人员，一般专业的卫生人员分为三类：第一类是在医疗机构岗位上从事工作的卫生人员，包括医生、护士、影像、护理、检测等卫生专业工作人员（其中不包括从事管理职业的卫生人员），这类人员都是卫生人力资源的主体部分。第二类卫生人力资源就是在各大医学院校和相关专业的其他院校学习，在毕业之后补充到医疗机构的卫生人员。第三类就是其他部门有关的专业人员，这类人员有的是因工作需要被调入医疗机构的工作人员，或者在其他医疗机构退休但仍具有工作能力的人员。

（二）卫生人力资源配置

卫生人力资源是整个医疗机构资源的重要组成部分，卫生人力资源于其他资源（卫生资源包括人力资源、卫生财力资源、卫生物力资源、卫生信息资源等）最大的不同就是，它能够发挥人力资源的主动性能，产生"1＋1＞2"的工作效益。卫生人力资源的配置需要从医疗机构的实际出发，必须综合地对居民的需求和社会需求以及医疗机构的经济支持能力进行全方位的考量，然后合理的做出卫生人力资源的配置方案，卫生人力资源不足或者过盛都会严重影响到医疗机构的长远发展。卫生人力资源的配置对整个卫生医疗机构的可持续发展有着相当大的作用，人力资源的配置从某种意义上讲，就是通过结合卫生医疗机构现有的发展状况，调整和改善人力资源的空间关系，打造出"1＋1＞2"的部门工作环境，以此来推进整个卫生事业的持续发展策略。卫生人力资源配置的概念从广义上讲就是医疗机构在卫生系统上对机构中的人员分配和卫生资源的分配，包括医疗机构中的内部人力资源和外部招聘人力资源；从狭义上讲，卫生人力资源就是各个工作人员在医疗机构中的工作分配。在现实社会中，无论是营利性和非营利性的医院，都要发挥出卫生人力资源的公平、公正、平等公开的原则，对医疗机构中的人力资源合理地进行分配，目的就是使人力资源配置发挥出其应有的最大效应。需要注意的是，卫生人力资源不是通过储存就能得到的，它必须是通过人力资源管理部门有组织地进行预测、协调和招聘而来的。所以，人力资源配置必须经过一系列的人才培训和相应的管理规划出来的，这样才能避免在医疗机构中出现人力资源短缺或者过多的情况。

二、卫生人力资源需求的影响因素

（一）人口因素

人口是卫生医疗的服务对象，一定数量上的人口就需要一定的数量与质量的卫生人力资源来提供适当的卫生服务，所以，影响卫生人力资源的首要因素就是人口因素。

1. 数量

目前全球的人口数量正在逐步地递增，而卫生人力资源的比例是与人口数量的比例成正比的，由于经济的快速发展，医学上也有了明显的进步，而且医疗机构中的服务项目和检查项目也在逐步地增加，这也就要求一定的人口数量要配比相应的卫生人力资源。

2. 年龄构成

随着全球人口老龄化的增长，老年人的比例越来越多，而且随着卫生医疗技术的进步，人的寿命也在不断地呈增长趋势。而老龄化的结果就是，人们会随着年纪的增大，老年疾病就会成为常见病和多发病，所以就要求医疗机构的人力资源也要相应的随之增加。

3. 文化教育程度

随着时代的发展，人们的文化水平越来越高，随之而来的就是人们的保健意识也在逐步地增强，所以对医疗资源的利用也就增多了，相应的人力资源也就无形的增加了。

4. 其他

卫生人力资源的其他因素包括性别构成因素、人口密度因素、人口流动性等因素。

（二）经济因素

社会经济的发展不仅使人们的生活环境和生活水平提高了，同时也为医疗卫生的发展提供了有利条件，在过去以往的环境中，一些机器和设备并未能真正应用到现有的医疗机构中。但在现有的经济发达程度直接会影响到政府和医疗机构对卫生事业的投入以及个人对卫生服务的支付条件，最终就会影响到卫生人力资源的利用度。

（三）健康因素

1. 人群健康水平

人群健康水平指的就是当地各种疾病的患病率、死亡率和伤残率等，这些都是影响卫生人力资源的重要因素。因为从理论上来讲，人群健康水平越是低下的地区，越是要配置更多的卫生人力资源。但是目前有一些地区往往是因为经济不发达的原因，导致了卫生人力资源配置无法进行，从而拉低地区的人群健康水平值，成了一个死循环的模式。

2. 影响健康的行为与生活习惯

不良的生活作息和生活习惯都会不用程度的影响到人们的身体健康，所以就会增加卫生资源的利用程度，从而对卫生人力资源产生一定的影响。

（四）卫生资源利用因素

卫生资源的利用因素指的就是人们的患病率、就诊率、人群健康水平、就诊次数、住院率、病床的利用率，以及现有的一些美容美体等，这些都是可以影响医疗机构卫生人力资源的因素。

（五）卫生人力资源的素质与卫生服务的质量

如果医疗机构中卫生人力资源的素质和卫生服务的质量在一定程度上保持着很高要求的话，那么卫生人力资源的需求量也会相应地减少。

（六）其他影响因素

影响卫生人力资源的其他因素包括地域因素、灾害因素、健康教育等因素。

三、卫生人力资源的开发

卫生人力资源的开发是有三个部分组成的：第一，卫生人力资源规划。人力资源规划是医疗机构实现卫生目标，提高人们的健康水平，提前预测医疗岗位上需要的卫生人员的数量和种类。第二，卫生人力资源培训。人力资源培训是指医疗机构要统一地对机构中的在岗人员进行专业技能和专业知识的培训和考核。第三，卫生人力资源管理。人力资源管理是医疗机构能够履行动员、开发员工潜能的一项重要举措，它能充分发挥出人力资源的重要作用。在上述的这三个部分中，卫生人力资源规划是医疗机构中的重中之重，人力资源培训是医疗机构中的基础，而人力资源管理才是真正的关键步骤，只有这三部分统一成一个整体，才能促进卫生医疗机构的协调发展。

四、卫生人力资源开发和管理的困境

自中华人民共和国成立以来，我国的卫生人力资源在数量和质量上都有了一定程度上的提高，相应的卫生人力的管理和培训也取得了显著的进步。但是与其他发达国家相比，我国的医疗水平和人力资源开发与管理还存在着较大的差距，随着人们生活水平的提高，人们的保健意识也在逐步地增长，卫生人力资源的开发与管理也面临着比较多的问题。

（一）卫生人力资源发展的政策有待完善

卫生人力资源发展政策是医疗机构发展中人力资源规划方面的重要理论指导和基本依据，它对卫生人力资源的开发和管理有着指导性的作用，并且可以对人力资源开发和管理产生巨大的影响。因为卫生人力资源的开发和管理从某个方面来说，是关系到人们健康水平的问题，是关乎全社会的问题。近年来我国政府针对卫生人力资源管理也做出了相应的组织系统，但是随着时代的发展趋势，针对性的形成一套完整的卫生人力资源政策是非常有必要的。

（二）卫生人力平衡是卫生人力开发的中心问题

卫生人力平衡对于我国卫生事业的发展有着重要的意义。但是目前卫生人力按照地域、职业、保健或者卫生医疗机构的类型进行分布，没有一个国家的卫生人力资源与分布的模型能够完全地适应符合社会实际情况的卫生需求。因此，如何实现卫生人力开发的中心问题，是目前亟待解决的问题。卫生人力不平衡主要表现在以下几个方面：

1．卫生人力数量短缺

一直以来，我国党和政府最为关注的问题就是卫生人力资源的开发问题，自中华人民共和国成立以来，我国的医疗卫生事业已经得到了较好的发展，但是卫生人力资源的问题一直都得不到彻底地解决，到目前为止，我国平均每一千人 1.14 名医生和 2.3 张病床，在一定的程度上也缓解了人们对医疗服务的需求。但是由于我国人口涨幅速度较快，卫生人力资源开发的速度远远还不能满足我国人口对医疗保障服务的需求，我国与一些发达国家相比，卫生人力资源短缺的现象是十分突出的。

2．卫生人力素质不高

卫生人力资源研究中的重大问题之一就是卫生人力资源的素质问题，在目前的我国医疗改革的路途上，卫生人员的素质远远不能承担相应的卫生服务任务，难以适应从医疗技术服务扩大到为广大患者的心理卫生服务，难以向社区服务医疗机构提供系统的预防、医疗和其他的保健服务，难以提供专业的医疗技术水平业务等。上述的问题主要体现在以下几个方面：

第一，卫生人力的年龄结构不均匀，低年龄组的医疗卫生人员所占的总比例相对较大，导致青黄不接的现象比较严重。

第二，卫生人力资源的普遍学历层次比较低，其中短线专业尤为突出。

第三，卫生人力资源的专业结构不合理，大多数的医学院校开设的医疗以及和医疗相关的专业都不是按照社会发展需求设置的，因此就出现专业不对口的比例较大，浪费了有限的人力资源。

第四，医疗机构中的职称结构不合理，很多的基层医疗机构中严重缺乏医疗保障卫生工作的带头人和医疗骨干。

3. 卫生人力资源分布不平衡

首先，卫生人力资源在地区分布上的不平衡。我国人口众多，地域广泛，所以各个地区的经济、人口、文化差异都比较大，这就导致了卫生资源的分布也极为不平衡。在较大的或经济发展比较迅速的地区，会有尖端的医疗设备和医疗科技信息的出现，同时也会出现为卫生人力过剩的现象。而在偏远或者经济发展比较缓慢的地区，就会出现人力卫生严重不足的现象。

其次，卫生人力资源在结构上的不平衡。卫生人员在结构上的不平衡主要体现在卫生人力专业结构、年龄结构和性别结构上的不平衡。

最后，卫生人力资源在卫生需求上的不平衡。卫生人力在发展的过程中出现了与实际卫生服务需求不相适应的情况，例如，患者多而卫生人员少的现象。

五、卫生人才资源开发和管理的途径

（一）强化卫生医疗机构人力资源开发和管理的职能

目前，很多医疗机构仍在采用以往的人事管理模式，这是非常不利于卫生事业的发展和资源的竞争的。政府和医疗机构必须加快强化卫生医疗机构人力资源开发和管理的职能，来促进我国卫生事业的全面改革。强化卫生机构人力资源开发和管理职能是卫生职业发展的必由之路，所以医疗机构在选拔管理者上，必须要紧抓、严抓，要任用懂政策、有能力、有方法、有资格的人员去管理人力资源部门，这样才能强化卫生人力资源的职能，构建人力资源开发和管理的基础技术平台，使我国的医疗机构管理水平得到更好的发展。

（二）制定卫生医疗机构特色的培训开发计划

在现代经济高速发展的时代，"终身学习"和"组织培训"已经成为个人和企业机构在激烈的市场竞争中最重要的充分条件，而在人力资源管理中，员工的培训和员工的敬业精神也是企业竞争资源的必要条件。在医疗机构中，只有通过系统的培训和开发，才能及时的更新人才的资源，既可以是卫生事业单位保值，又可以通过员工不断地学习，激发他们工作的积极性，培养他们的敬业精神。医疗机构要想制定卫生单位特色的培训计划，就需按层次、按对象、按专业、按能力、按时间分配，要有新员工培训、老员工培训、职位培训、业务培训、素质培训、长期培训、短期培训等有利于医疗机构发展的特色培训。

（三）建立科学、有效、完善的激励制度和薪酬待遇

医疗机构要以岗位为基础，以能力为导向，以业绩为标准，建立科学、有效、完善的奖励机制和薪酬待遇。医疗机构要通过科学的绩效评价，给员工创造出"能者上，弱者下"的工作范围，使员工有优胜劣汰的紧张感。同时，医疗机构也要实行奖惩制度，对在工作上做出重大贡献的员工要给予特殊的奖励，鼓励其继续努力工作。对于在工作上有过失的员工，也要给予批评和惩罚，以后避免在工作中出现类似的情况。医疗机构也要在市场经济的基础上，合理地调整出有竞争优势的职工薪酬待遇，建立合理的保障制度，保持职工队伍的稳定性，从而激发出员工的工作积极性，为医疗机构的发展做出更大的贡献。

（四）建立健全科学合理的用人机制

医疗机构的用人机制包括卫生人力资源的获取和分配两个方面，具体内容主要分为以下几点：首先，用人机制要根据医疗机构的发展目标和具体岗位需求，对现有人力资源进行调查和评估的基础上，制定出卫生人才的选拔和任用计划；其次，用人机制也要根据对应的岗位和职责，确定科学合理的选拔和任用标准；最后，医疗机构要坚持公平、公正、公开的原则，按照规则选拔出合适的人才。

在选拔任用的过程中，医疗机构一定要以利于卫生事业发展目标为根

本，坚决杜绝传统的用人机制，杜绝出现"空降兵"等不良的社会弊端，严格地按照科学的程序和应用的标准进行合理地选拔和任用。

（五）以新的理念构建卫生人才战略目标

在如今的知识主流时代，高素质、有文化的卫生人力资源已经成为决定卫生事业发展的重要因素。面对目前的医疗形式，我国的医疗机构应该更新以往的人力资源理念，构建科学的卫生人才战略规划，优化卫生人力资源系统的配置，要对卫生人员素质进行全面的提升，使卫生人力资源在卫生事业的发展中发挥出应有的重要作用。另外，政府或者医疗机构还应该建立起科学的卫生人力资源平台，避免卫生人才的资源短缺和配置不当问题，调动起系统内每一个卫生人才的积极性，使卫生人力资源真正成为卫生事业发展中需要的主要资源。

第四章 医疗机构的员工管理

第一节 劳动合同管理

随着经济时代的迅速发展，市场机制也在不断地完善之中，这也正推动了劳动市场规范化的发展，再加上国家劳动法的出台，一些企业和机构在开始逐渐地完善劳动合同管理制度。在新形势的背景下，我国政府对企业劳动合同管理制度的要求也是越来越高，因为这样不仅能保证劳动者的合法权益，同时也使企业在这样的大环境下，将劳动合同管理作为企业的武器，对外部环境带来的竞争和冲击进行有效的抵制，进而保障企业健康持续的发展。

一、劳动合同管理概述

（一）劳动合同

1. 劳动合同的定义

劳动合同作为一种书面形式的文件，指的是劳动者与用人机构之间确立劳动关系，明确双方义务和责任的协议。合同双方一旦签订了劳动合同，合同便具有了法律效应，具有法律上的约束力，合同双方必须依照劳动合同履行双方应尽的义务。而企业制定劳动合同或者某一方要变更合同，就必须遵守评定资源、协商一致的原则，不得违反我国法律的规定。

2. 劳动合同的性质

劳动合同的性质指的就是用人单位和劳动者之间的使命、职权和义务。劳动者一旦签订劳动合同，就必须满足劳动合同上用人单位的需要，接受用人单位授予的一定的业务，执行用人单位的劳动制度。而用人单位一旦签订了劳动合同，就必须在劳动者履行其相关责任和义务之后，付给其相应的报酬，必须为劳动者提供与国家规范相符的工作环境，并对国家所规定的劳动者该享受的各项待遇做出保障，保护劳动者的合法权益。

3．劳动合同的签署

劳动合同的签署是为了确立劳动者与用人单位之间的劳动关系。一旦双方签署了劳动合同，那么合同就属于法律文件，是规定劳动者和用人单位之间的责任与义务的依据。签订劳动合同之日起，双方就要对合同制定的款项严格执行，否则就要对其相关的条款负法律责任。

4．劳动合同的主体

劳动合同的主体指的就是签订合同的双方，即劳动者和用人单位。劳动合同主体与其他合同主体有着本质上的不同，劳动者在和用人单位签订合同之后，两个主体之间就有了行政上的隶属关系，所以要求劳动者要严格执行用人单位的行政制度，用人单位也要及时地保障劳动者的合法权益。

（二）劳动合同管理

在人力资源管理部门，其工作中最重要的一个环节便是劳动合同管理。劳动合同管理指的是根据国家的规定和政策要求，运用组织、协调、实施等职能对劳动合同的订立、履行、变更和解除、终止等全过程的总称。加强劳动合同的管理，提高劳动合同的履行效率，对于激发劳动者的工作热情，维护和谐的劳动合作关系，促进用人单位的发展都具有十分重要的意义。

（三）劳动合同的主要内容

根据我国劳动保障行政部门的规定，用人单位对劳动合同管理的内容主要有以下几个方面：

第一，政府和用人单位要建立出一套完整的、科学的、合理的合同管理制度和与其相配套的管理方法。例如，制定劳动合同的行为规范等措施。

第二，合同管理部门要积极检查、督促、指导用人单位与劳动者依照劳动法的法规和政策签订劳动合同，并且要双方切实地履行劳动合同。合同管理部门要通过引导的方法和服务的方式使劳动合同的双方能够依法实施劳动合同。

第三，合同管理部门应对用人单位的劳动合同管理工作进行业务指导。例如，帮助用人单位保管劳动合同档案，对劳动合同执行情况的定期检查，以及用人单位是否根据劳动者的工作情况给予酬劳等。

第四，合同管理部门应制止和纠正违反劳动法律和政策的行为。根据《劳动法》第85条的规定，劳动保障行政部门对违反劳动法律、法规的行为有权制止，并责令改正。如用人单位非法雇佣未满16周岁的未成年人、诱骗劳动者签订劳动合同从事非法活动、拖欠职工工资、非法限制职工人身自由等，劳动保障行政部门除依法采取行政处罚手段责令整改外，需要追究刑事责任的，还应移交司法机关处理。

第五，用人单位要设定单独的部门管理进行劳动合同管理。劳动合同管理部门除了要制定相应的劳动合同书外，还要对档案进行归档管理，同时还应制定出与劳动合同相对应的薪资待遇以及工作分配制度。

（四）劳动合同管理中出现的问题

随着经济时代的快速发展，各个行业都在不断地发展之中，企业的迅猛发展就导致了企业中劳动合同往往与企业的发展需求不相适应，这样在劳动合同的管理中就会出现很多的问题，使企业的劳动合同管理方面受到了多方的限制。这些问题具体可以总结出以下几个方面：

1. 用人单位对劳动合同管理缺乏高度的重视

我国的大多数企业或者机构一直都没有重视起来合同管理在企业或机构中的作用。随着经济和文化时代的发展，劳动者的维权意识也在逐渐地提高，这就不得不要求企业和机构在发展过程中要逐步走向规范化，双方的劳动分歧也在日渐的增加。比如，尽管用人单位与劳动者之间确定了劳动关系，但是依旧有很多企业并没有与劳动者签订劳动合同，或者劳动合同过期之后也没有再续签。由于企业对合同管理没有引起高度的重视，所以就导致企业面临着很多由于劳动问题所引起的争议。

2．用人单位没有健全的劳动合同管理体系

劳动合同管理作为一项系统性的工作，没有健全的管理体系，势必会对用人单位的发展和人力资源方面产生一些影响。目前，我国大多数的用人单位都不具有健全的劳动合同管理体系，在组织和制度两个方面的体现尤为突出。通过对相关用人单位的调查发现，有很多的用人单位并不重视劳动合同，也并没有专门的合同管理部门。这种现象说明了，我国很多用人单位中存在着对劳动合同管理的认识，并未意识到劳动合同管理的作用，所以在制度上和组织上存在这相应的管理问题。

3．用人单位相关人员不具备较强的专业能力

现在大多数的用人单位中普遍存在的问题就是设立了专门的合同管理部门，但是合同管理人员往往缺乏专业性的知识和能力。一些用人单位在进行招聘合同管理人员时，往往觉得合同管理不需要具有非常专业的知识和能力，也不需要专业的操作技能，所以在对人员进行配置时，并没有对合同管理岗位进行相应的考核和充分的考虑，这就造成了合同管理部门专业性人才缺失的问题，并没有发挥出合同管理部门应有的作用。

二、关于医疗机构对员工合同管理办法的相关规定

（一）医疗机构中员工的权利和义务

医疗机构中员工的权利和义务指的是员工在工作的过程中，有权利了解工作的内容、环境、条件、危害、报酬等方面的相关信息，而在这过程中员工也有义务积极参加医疗机构中的培训、学习和劳动等方面的活动，并且也有义务向医疗机构提供自己的个人信息、工作经历以及个人健康状况等方面的信息。医疗机构中的劳动合同是医疗机构与员工之前平等协商并且在双方自愿的情况下签订的，所以，劳动合同中对员工的权利和义务做出了明确的规定，以及对各项工作的职责都做出了明确的处罚规定，如果员工违反规定，那么一切后果都将由员工个人承担。

（二）薪资福利规定

我国劳动法中明确地规定了医院和员工要依法缴纳社会保险以及对员工其他保障措施，保证了员工的正常劳动所取。而且劳动合同中也明确标明了薪资待遇的条件，只有签订了劳动合同，才会对员工的合法权益进行有效的保障，这也大大提高了员工的稳定性和积极性。

（三）劳动期限

在医疗机构中，员工的劳动期限一般在合同中都有规定，包括固定期限、不固定期限和按工作任务为期限三种类型。这种明确标明劳动期限的合同，对员工的工作期限都有了详细的规定，可以有效地防止员工无故旷工和企业无故辞退和违规辞退事件的发生。

（四）绩效考核

医疗机构中员工合同最大的作用就是维护用人单位和劳动者的合法权利以及监督劳动者和用人单位履行义务的情况。作为劳动者，其中最重要的义务就是劳动完成情况和绩效考核。而且在劳动合同中也对绩效考核做出了明确的规定，这样不仅可以提高员工的工作热情，提升自己的专业技能，更有利于用人单位的战略性发展。

三、当前我国医疗机构劳动合同管理的现状

第一，目前我国医疗机构中还是存在很多对员工劳动管理合同不重视的问题，机构中没有建立健全员工合同管理体系，从而对员工的奖励机制和惩罚措施的力度都不够，这样不仅损害了患者的权益，而且也对医疗机构的声誉造成了一定程度的影响。另外有些医疗机构由于对劳动合同管理的不重视也导致了很对员工受到了很多不公平的待遇，使他们的合法权益受到了侵犯，这样严重损害了员工工作的热情，也对医院的秩序规范造成了一定的影响。

第二，有些医疗机构员工的劳动合同管理体系不健全。当前我国很多的医疗机构完全将工作重心放到了医院的业务上，而在日渐激烈的经济市

场竞争中忽略了内部员工的管理和心理服务。很多医疗机构中的合同管理部门根本没有专业的人员，并且对员工劳动合同管理的职责都不懂得，而且在员工劳动合同的签订和管理上也缺乏健全的体系，这样不仅可能损害员工的合法权益，更是对医疗机构的长远发展造成了一定程度上本质的影响。

第三，一些医疗机构中缺乏专业的合同管理的人才。目前，很多的医疗机构对员工劳动合同管理都未真正的重视起来，有的医疗机构甚至连劳动合同管理部门都并未建立，还有的医疗机构虽然建立了劳动合同管理部门，但只是安排了一些非专业性的管理人员，使医疗机构劳动合同管理一直处于一个粗放和不规范的状态。

四、加强医疗机构员工合同管理的几点建议

（一）医疗机构要加强员工劳动合同的管理工作

医疗机构要想加强员工劳动合同的管理工作，首先就要从意识上提高对员工劳动合同管理的重视程度，明确员工劳动合同管理对于医疗机构发展的重要性以及对机构内部员工资源的基础性。医疗机构要从合同管理部门的完善、合同义务的履行等多方面，提高对劳动合同管理的重视程度，加强劳动合同管理的措施。

（二）建立健全员工劳动合同管理体系

在医疗机构中，员工劳动合同管理工作不能只简单地依靠劳动合同上的规定来进行管理，它涉及的内容是多方面的。员工劳动合同管理必须要根据医疗机构的实际情况制定出能都弥补机构中漏洞的管理条款和制度。医疗机构中员工劳动合同管理部门要在劳动合同的实施过程中，面对出现的问题和不足要对合同模板及时的更正和改进，对可能遇到的问题设计出合理的修复措施。医疗机构要建立健全员工劳动合同管理体系，因为这不仅对医疗机构内部有一个很好的制约措施，也对医疗事业的发展做了一个长远的打算。

（三）培养专业的员工劳动合同管理人才队伍

医疗机构要想长远地发展下去，就必须要培养出一支专业的员工劳动合同管理的人才队伍，只有这样才能避医疗机构中员工劳动合同出现问题或者漏洞。专业性的员工劳动合同管理人员会使得管理工作更加规范，才能从配置上提高医疗机构劳动合同管理体系的建设。因此培养一支专业化的合同管理队伍是十分有必要的，要对管理队伍进行专业化的系统性培训，重点就是对法律法规和管理技能上的培训，这样才能更好地使医疗机构有一个长足的发展。

五、强化劳动合同管理的措施

企业要想在日趋激励的市场经济中站稳脚跟，就必须对劳动合同管理措施进行多方面的强化，目前，很多用人单位在与劳动者签订劳动合同及执行的过程中，并没有严格地按照法律的规定执行，从而出现了没有依据法律规定而造成的各种风险。《劳动合同法》的颁布和实施在很大程度上给企业的劳动合同管理带来了挑战，它在有效保障劳动者合法权益的基础上，给劳动合同管理工作也提出了更好的要求。所以企业必须严格地按照我国法律法规的明文规定与劳动者签订劳动合同，并在一定程度上做好劳动合同管理的各项工作，履行合同上规定的职责和义务，提高合同管理部门的法律意识，避免人力资源管理工作的风险。企业要想强化劳动合同管理的问题就必须从企业人力资源机制的风险、人力资源经济的风险和人力资源管理的风险这三方面入手：

（一）化解企业人力资源机制的风险

企业人力资源机制的问题一直都是劳动合同管理中的重要问题，其中招聘就是一个棘手的问题，企业要想招聘到合适的人才，就必须要严格的制定出岗位招聘书，明确招聘人才的具体条件，并且要考察应聘者多方面的素质和能力。由于现代企业内部的因素比较复杂，所以需要的人才资源也是多种多样的，因此，企业的招聘者就要根据需要招聘的岗位需求来进行科学合理的招聘工作。这就要求企业的管理者要严格地按照岗位的性质前签订不同的劳动合同，这样可以避免不固定人员的流失，化解了企业人力资源机制的风险。

（二）降低企业人力资源成本的风险

任何企业都是以盈利为目的的生产经营组织，在企业中最大的成本就是人力资源的经济成本。企业要想降低人力资源的经济成本，就要从劳动合同入手。一般常用的降低人力资源经济成本的方式就是通过设置"终止准备金"来合理地避免终止劳动合同的成本。另一种常用的方式就是对违规成本的控制，企业要做到按照法律法规来进行合理的人员配置，必须按照劳动合同签订的程序进行。对于劳动合同，企业和个人要严格按照我国《劳动合同法》的相关规定去执行，企业和劳动者双方要以书面形式签订劳动合同，并且要经过双方的签名方可生效，签订的劳动合同要明确双方的权利、责任和义务，这样在一定程度上能够降低企业在人力资源管理中的风险指数。

（三）降低企业人力资源管理的风险

企业降低人力资源管理风险的首要前提就是建立完善的劳动合同制度，并要经过国家的法律法规来不断地完善劳动合同制度。完善劳动合同制度的内容包括企业规章制度的建立、员工的薪资福利制度、岗位的奖惩制度等，这样才能使企业有一个完成的管理制度，避免出现人力资源管理不到位的现象。

六、强化劳动合同管理的意义

劳动合同是企业发展和管理中重要的组成部分，它是用人单位与劳动者保护双方合法权益的保障，加强和完善劳动合同管理工作对于企业的稳步发展有着重要的意义。因为劳动合同是约束劳动者与企业间不良现象滋生的有力措施，更重要的是劳动合同管理为企业人力资源部门工作提供了基础性的保障。如果没有完善的劳动合同管理制度，那么企业中就会出现各种各样的问题，严重影响企业员工的工作热情和态度，对企业的发展也造成的不利的影响。因此，企业必须重视起强化劳动合同管理的工作措施，充分发挥出劳动合同管理在人力资源中的基础作用，为企业的发展做出长足的打算。

第二节 工作分析

在机构中应该设定多少工作岗位才能够完成指定的工作？每一个岗位应该承担怎样的职责才能最好地发挥机构的作用？谁才是某岗位最理想的候选人？他（她）应当具有怎样的素质、技能、经验甚至性格特征？如果要回答这些问题的话，就需要详细地对机构进行工作分析。

一、工作分析的内涵

（一）工作分析的概念

工作分析的概念有很多种。广义的工作分析是指个人在职业生涯的发展和在企业或机构中全部胜任工作的综合。狭义的工作分析指的是企业或个人在一段指定的时间内达到某一目标所进行的活动。就目前的形势来看，工作分析还是以广义的概念为基础的。而且工作分析的概念不是一成不变的，它是随着时代的改变而改变的。大多数的学者都认为，工作分析的概念就是针对某种工作目标，通过某种工作的方式和手段，搜集和分析与工作相关的各种其他信息，而且工作分析是企业或机构中的一项管理活动，它的目的就是搜集一些与工作相关的信息，为企业或者机构计划、人力资源或者其他职位提供一些基础性的信息服务。而在事实上，工作分析就是运用系统的方法收集一切与工作有关的各种信息，明确企业或者机构中一切工作岗位的职责和任务等。根据工作分析提供的相关工作信息可以完整地描述出工作职位的要求、任务和职责等，这不仅对企业或者机构有着重要的作用，更是对人力资源的发展和定位有着一定的意义。而且，从本质上说，工作分析在企业或者机构中是一个非常重要的基础性管理过程。

（二）工作分析相关的概念

在企业或者机构中，工作的具体形式就是职务、职位、任务与要素，而分析的具体形式就是调查、研究、分析、比较、记录、说明与描述等。从这两种具体的形式中就可以看出来，工作分析活动的实质就是要从不同的工作岗位和不同个人的职业生涯和职业活动着手，依次找出职务、职位、职责、任务与要素的过程，并以此来确定工作范围、工作难度、工作能力以及工作的资格和条件等。因此，了解与工作分析相关的概念就是十分有必要的，以下就是在企业和机构中常见的几种与工作分析相关的概念。

1．工作要素

在企业或者机构的工作中，最小的工作单位就是工作要素，它是形成职业信息和各种来源分析的基础，一般时候是不能在职位说明说中直接体现的。例如，护士给病人在输液配药的过程中，包括洗手、戴口罩，检查药液名称、剂量、使用方法及药品生产日期、瓶身和瓶口的包装是否完好、输液器和棉签的有效期、有无漏气等都属于工作要素。

2．任务

任务是指在特定的时间段内完成一个特定目标所进行的一切活动。例如，某医院为调查社区慢性病患者设计的调查问卷、数据分析等。

3．职责（责任）

职责是指一人担负的由一项或多项任务组成的活动。从工作分析的角度来说，职责并不是指工作中的责任感、责任心，它与责任是同义词。例如，主任医师的职责之一是"医疗"，这一职责主要是由疾病的诊疗与抢救处理、定期查房、参与会诊等任务组成。

4．职位

职位是指在某一时期内，某一主体所担负的一项或几项相互联系的职责集合，职位通常由一个特定的人及其所担负的一个或数个职责所组成。

例如，办公室主任同时担负单位的人力调配、文书管理、日常行政事务处理等职责。

5. 工作

工作是由一组主要职责相似的职位所组成的。例如，按照医院的各项规章制度，运用规范的技术操作常规，做好防范差错事故的工作。一个工作也可能只涉及一个职位。

6. 工作簇

工作簇是由两个或两个以上的工作组成的，这些工作要求工作者具有相似的特点，或者包括多个平行的任务。例如，大型综合医院的临床工作与科研工作就是两个工作簇。

7. 职业

职业是由在不同时间内、不同机构中的相似的工作所组成的。例如，护士、医生、会计、工程师、采购员等。"工作"和"职业"的区别主要在于其范围的不同。"工作"这个概念比较狭窄，一般是对机构而言的；"职业"则可以是跨机构的，是对整个行业而言的。

8. 职权

职权是指在企业或者机构中，个人在职位上需要完成特定任务所需要的职务权利。职责与职权是缺一不可的，特定的职责一定要赋予特定的职权，或者特定的职责等同于特定的职务权利。

9. 职业生涯

职业生涯指一个人在其工作和生活中所经历的一系列工作活动、职位、职业以及与此相联系的过程总和。

（三）工作分析的目的

工作分析是企业中绩效管理的基础工作也是客观依据。科学的工作分析是绩效管理的重要前提，通过完整的工作分析，对职位的职责和任务就会更加清晰，这样不尽可以明确工作岗位的责任和义务，对工作绩效也是一种有力的保障。工作分析为评价绩效提供了可操作性的工具，是绩效考核不在仅仅知识依赖于直接对岗位和职务的主观判断，可以更加贴合实际的进行评价。以下三方面就是分析对绩效考核评价的作用的体现。

第一，工作分析是对每一个工作职位、工作环境、工作内容或者工作职责等的所做的详细的分析和描述，它不仅可以帮助绩效考核人员针对不同的工作岗位进行有效的评价，更能提绩效考核的工作效率。

第二，工作分析为每一个企业或者机构的任职者都提供了一个绩效的标准，使员工能够根据工作分析来总结自己的工作，改进自己在工作中的不足，从而提高自己的工作效率。

第三，企业和机构只有建立在明确的工作分析基础之上才能对每一个岗位职责进行全方位的评价和分析，更准确地对每一个员工做出评价，进而制定一定的奖惩措施，达到激励的作用。

（四）工作分析的原则

企业或是机构要想提高工作分析的合理性和科学性，就必须要遵守以下几个方面的原则：

1．系统原则

任何一个企业或者是机构都是一个独立的体系，也都有自己的独立的系统。在企业或者机构中，要对一个岗位进行工作分析时，就必须要遵守该企业或者机构的系统原则，并要注意该岗位与其他岗位职务的关系，从整体上对该岗位的职责和要求进行综合性的评价和分析。

2．动态原则

企业或者机构中的工作分析不是一成不变的，也不是仅仅只对每个岗位进行一次的分析就能代表永久的。工作分析是一项经常性的基础工作，它是根据企业的动态性而改变的，如企业或者机构的发展策略改变、发展目标改变、岗位变动、业务的调整等，这些都是需要工作分析者需要注意的动态性因素。

3．目的原则

目的原则指的就是在工作分析中，一定要明确工作分析的目的，然后根据工作分析的目的针对性地的对每一个工作岗位进行全方位的分析，并收集与其相对应的与工作有关的信息。所以，当工作分析者要进行工作时一定要明确工作分析的目的，找准工作的重点，明确工作分析的要求，找准需要分析的因素。

4．经济原则

在企业或者机构中，工作分析是一项费时、费力、费心、费钱的工程活，它涉及企业或者机构的各个分方面。因此，在进行工作分析时，工作者一定要秉承着经济性原则，根据工作分析的目的，找准工作分析的重点，以免浪费多余的时间和金钱。

5．职位原则

工作分析的出发点就是对职位进行基础性的分析，它需要分析职位的要求、内容、性质、关系和责任等特征。因此，工作分析经常关心的应该是这个职位工作人员需要什么样的资质和职位要求，而不是分析在岗人员有什么样的资质和能力。

6．应用原则

应用原则是指工作分析的结果一旦形成岗位说明书后，管理者就应该将其运用于机构管理的各个方面。无论是人员招聘、选拔、培训还是绩效考核，都需要严格遵循工作说明书的要求。

（五）工作分析在绩效管理中的应用

作为基础性的工具和方法，工作分析的结果对绩效管理的意义主要体现在以下几个方面。

1．工作分析与绩效考核指标

人力资源管理的核心在于提高员工的绩效水平，促进机构战略目标的实现。可见，绩效考核是绩效管理的核心，在人力资源管理中占有重要的地位。而绩效考核体系设计的关键在于如何为机构中的每一个部门和职位建立起一套科学性、合理性、逻辑性、明确性和可操作性的考核指标体系。指标体系的构建离不开基于工作分析的考核指标设计过程，这个过程实际上是根据工作分析确定各个职位的工作目的和职责，然后根据职责所达到的目标提取针对每一项职责的业绩标准，对获得的业绩标准进行进一步筛选和可操作化的过程，进而形成该职位的考核指标。

2. 工作分析与绩效评估

绩效评估的方式主要有由谁进行评估、评估的方式和方法、评估的周期、评估的信息收集等。对于不同的岗位工作，评估的方式也是具有差异性的，因此，工作分析的基础性也就显现了出来，工作人员在进行绩效评估是可以根据工作分析的信息，来针对性地对要评估的岗位进行全方面的了解，一边下一步工作的进行。

3. 工作分析与绩效管理方式

在企业或者机构中，工作分析不仅要明确岗位的工作职责，更要针对岗位的特性来进行针对性的分析，以便不同性质的岗位可以采用不同的绩效管理方式。在企业或者机构中，员工的绩效是员工行为能力的表现，这种表现是受多种因素的影响的。因此，对于不同的员工应以不同的绩效管理方式。以下例举一种不同的绩效管理方式：

第一，对于独立性、自觉性要求比较高的职位就要求绩效管理方式要采用把注意力多放到结果的管理方式，不必过多地去追求过程中的细节因素。

第二，对于自由程度较低、受限制程度较高的职位，应采取不仅要关注结果还要关注过程的绩效管理方式，要关注员工在工作过程中的每一个环节的表现和能力。

第三，对于短时间出工作成果的职位，应采取短周期的绩效管理方式。

第四，对于长时间出工作成果的职位，应采取长周期的绩效管理方式。

二、医院工作分析的内涵

医院为了完成自己的医疗保健等整体目标，必须设计各种不同职能的部门机构，将其整体目标分解给各个部门科室，各个部门科室再对工作进行进一步的分解，把相应的工作落实到各个岗位上。岗位即职位，它是根据医院目标需要设置的具有一个人工作量的单元，是职权和相应责任的统一体。医院工作分析就是对上述分解的工作相关信息进行收集、分析、整合的过程，它是提供医院规划与设计、人力资源管理及其他管理职能的基础。医院工作分析主要包括对职位工作上应承担的责任以及任职资格等方面的信息，工作分析最终的表现载体是职位说明书，职位说明书应包括岗位说明书和任职说明书两个部分。

医院工作分析是医院人事资源活动中的一项重要的基础性工作，其结果可以应用到人力资源规划、人力资源配置、绩效评估等各个工作的环节上，详细内容如图4-1所示。

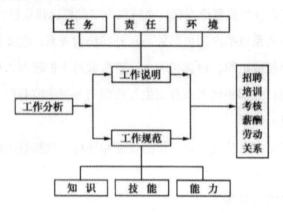

图 4-1　工作分析图

三、医院工作分析的内容

医院工作分析是一个收集与医院职位相关的工作信息的过程，它主要有以下两个方面的内容：第一，关于工作岗位本身的描述，包括工位名称、工作职责、直属上级等方面的内容；第二，是关于岗位任职的具体资格和要求，包括承担该岗位需要的能力、学历、经验、知识等方面的内容。

（一）岗位说明书

岗位说明书又被称为工作描述，是对医院的某岗位对应的工作活动所进行的详细描述说明。一般包括基本资料、工作职责和权力、工作协作关系、工作特征（包括环境、设备工具）等内容。基本资料包括岗位名称、编号、部门、上下级、定员、制定日期等。岗位名称是指医院为某岗位对应的工作活动所规定的称谓或代号，如医务科主任。确定岗位名称的目的是便于对各项工作进行识别、登记、分类等。通常同一工作可设置多个岗位，一个岗位也可以对应多项工作。

工作职责和权力是指医院对某一岗位的工作内容、工作规范以及员工应承担的责任和权力所做的规定。它是岗位说明书的主体，岗位说明书要对内容进行详细的描述。即根据职责大小按顺序列出职责的一、二、三等，并写明每个职责的具体要求；权力要写明对哪个部门（如直接下属、本部门）的什么权力（如监督检查权、考核权、审批权、裁决权、建议权等）。

工作协作关系包括内部协调关系和外部协调关系，主要指在工作中所需要接触的单位或组织。内部协调关系有医教科、护理部、后勤部门、临床医技各部门；外部协调关系有卫生行政部门、卫生监督所、疾病控制中心等相关部门。

工作特征是指医院某岗位工作的设施和环境，包括员工的工作环境、工作设备、工作时间等。

（二）任职说明书

任职说明书又被称为职务要求，即对从事某项工作的员工在生理、心理、知识、技能等方面的要求。任职说明书主要包括以下几个方面的内容：

一般要求：包括年龄、性别、学历、职称、工作经验等。

生理要求：包括健康状况、体力、智力等生理条件。

素质要求：包括观察、理解、记忆、表达、计算、决策等方面的能力。

专业要求：包括专业基础知识、专业技能以及教学科研能力等。

四、医院工作分析的流程

（一）准备阶段

准备阶段的主要工作内容就是制定工作分析的计划以及一些基础性的工作，包括明确工作分析的重点、确定要进行工作分析的对象、要收集资料的来源、参与分析的机构与人员以及工作分析的进度等。

（二）调查阶段

医院工作分析的调查阶段就是要对明确的工作分析计划实施，调查工作岗位所需收集的信息，其中调查方法主要有文献发、问卷法、访谈法、观察法等。

文献法是指通过查阅国内外相关文献、论著，结合医院自身的定位以及发展战略，编制岗位说明书与任职说明书。

问卷法是指将医院的某一岗位员工的工作要素、工作流程、工作规范、对员工的要求、员工在工作中的权利和责任等要素设计成问卷，要求调查对象按照其自身的知识、经验描述出来，通过对这些描述进行处理获得所需信息。问卷调查的对象一般有两类：一类是医院人员；另一类是社会人群。其中医院人员包括待分析岗位的员工、主管以及与之有联系的人员；社会人群包括接受服务的患者、家属以及社会普通人员。

访谈法指的是访谈者与被访谈者面对面交谈，可以分为结构式访谈和非结构式访谈。结构式访谈需要事先拟好一份访谈提纲，以访谈为框架进行访谈；而非结构式访谈则是自由交谈。在实际操作中，常常采用结构式访谈与非结构式访谈相结合的方式。访谈的对象与问卷调查的对象相同，被访谈者可以是一个人，也可以是一个群体。

观察法是指对岗位所对应的典型员工的工作过程进行观察，并把观察到的工作活动记录下来。记录的内容包括工作要素、工作流程、工作强度、工作时间、工作结果等。观察法适用于某些操作性较强的岗位。由于医院的任何一个岗位都不是单一的操作性工作，所以，观察法应与其他方法结合使用。

（三）分析阶段

分析阶段指的是在医院的工作分析过程中对收集信息的加工和处理，为编写岗位说明书与任职说明书的编写素材打好基础。分析阶段的过程包括对收集资料的辨别和选择等环节。

（四）完成阶段

完成阶段是医院工作分析的收尾阶段，就是根据工作分析的要求，把经过选择的信息，按照规定的格式和要求编写出详细的岗位说明书和任职说明书。

五、工作分析的作用与意义

目前，随着时代的改革与变迁，越来越多的企业和机构开始将工作分析重视起来，也有越来越多的医院意识到了工作分析对医院管理的作用和意义。最初医院只是简单的设计对人才的招聘制度发展到了现在应用工作分析的结果去进行培训、薪酬管理和绩效考核等，工作分析也受到了越来越多医院领导与人力资源部门的青睐和重视。所以工作分析的作用十分重大的，它不仅仅是简单的对医院工作各个岗位的信息收集和分析，它也是人力资源部门的基础要素，它是人力资源部门获取资源、整合资源、开发资源等工作的前提和基础。医院只要做好了工作分析与规划设计工作，才能在未来的发展道路中占领一席不败之地。医院工作分析的意义主要体现在以下几个方面。

（一）工作分析便于人力资源选拔

医院人力的招聘、选拔和任用对医院人力资源，加强员工队伍的组织建设，提高员工的综合素质，保证医院医疗任务的完成和推动医院的发展，都具有十分重要的意义。而工作分析就是人力资源招聘、选拔、任用的基本条件，因为工作分析使人力资源部门明确了招聘人才对象的标准和要求。

在对医院内部人员进行业务考核时，也可以选择出正确的方式和考核内容。

（二）医院定编定员

工作分析与医院组织机构的设置以及劳动定员工作有着十分紧密的联系。定编就是按照一定的程序，采用科学的方法，从医院医疗技术组织条件出发，合理确定医院组织的结构、形式和规模以及人员配置数额。定员就是在定编的基础上，严格地按照编制的名额和岗位要求，配置合适的人力资源。定编定员是医疗机构的重要基础工作，只有不断加强这项工作，才能使医院组织机构达到精简、统一、高效的目的，实现劳动者与生产资料的最佳配置，促进医院经济效益的提高。

据相关的资料表明，大多数的医院目前都没有定编和定员的标准，普遍都存在架构臃肿、效率低下的现象。仔细分析其原因，很重要的一方面就是这些机构目前都没有建立起来岗位分析与评价的制度，而且组织机构内缺乏可靠的客观依据和工作分析，没有统一的标准和具体的细节要求。总之工作分析为医院人力资源管理工作提供了可靠的依据，也是人力资源管理工作持久性的保障最重要的因素。

第三节 员工考核

著名的管理大师彼得·德鲁克说过，"如果你不能正确地评价，就无法正确地管理。"员工的考核评价是人力资源管理体系中不可或缺的必备环节，也是现代医院管理中重要的管理工具。但是，说时容易做时难，在实际的考核工作中往往会暴露出很多问题。

一、员工考核相关的概念

（一）员工考核的定义

员工考核指的是在企业或者机构中，考核人员按照一定的标准，采用科学的方式，衡量与评价被考核人员完成工作职责任务的能力的管理方法。

员工考核的目的就是使员工更积极地完成工作，更好地为企业或者机构服务。

（二）员工考核的目的

企业或者机构员工考核的目的就是为了挖掘出员工的潜力，使员工在工作中能充分发挥出自己的效用，另一方面可以通过员工考核，对员工进行奖励惩罚制度，鼓励通过考核的员工，激发他们的工作热情，对于未经过考核的员工给予一定适当的小小惩罚，但是一定要给予员工公平、公正的待遇和奖励，包括升迁等。

（三）员工考核的作用

员工考核的作用主要体现在以下几个方面：

第一，员工考核有利于评价、督促员工的工作效率，有着明显的激励作用。

第二，员工考核可以使人力资源部门确定出员工的薪资酬劳，同时也能够为制定员工的奖惩措施提供有利的科学依据。

第三，员工通过企业的考核机制，可以更好地认识自己，明确自己的优缺点，为促进个人的全面发展创造条件。

第四，企业或者机构通过对员工进行考核，可以帮助管理者更好地了解下属，以便合理地调整岗位。

（四）员工考核要求

对员工进行考核基本的要求是必须坚持客观公正的原则。企业或单位要建立由正确的考核标准、科学的考核方法和公正的考核主体组成的考核体系，对员工实行多层次、多渠道、全方位、制度化的考核。除此之外，要正视考核结果，并能够正确运用考核结果。

二、企业员工考核现状分析

（一）员工考核的重要性

员工考核对于企业来说至关重要，企业应该清晰地认识到员工考核对企业发展的重要性。在企业中，通过员工考核措施不仅可以了解员工在工作中的状态、技能和出现的弊端，还可以评估出整个集体的工作绩效和成果，不仅有利于企业管理层对员工的准确评价和对整个团队的把握以及制定发展规划，更有利于管理者通过员工考核，发现员工在工作中出现的问题，针对性地进行及时的解决和控制，不断增强企业的整体实力和管理水平。而且员工考核还可以针对员工的成绩做出奖惩制度，这样可以提高员工的工作热情，激发他们的工作积极性，进而提高整个企业的工作效益。目前，随着经济的发展，市场竞争的日趋激烈，很多企业已经纷纷认识到了员工考核的重要性，并加强了对员工的考核力度，但是需要注意的是，员工考核的次数和周期应该控制在一定的范围之内，而且，员工考核不单单是为了考察员工的工作情况，更是为了企业能从考核中发现员工在工作中的不足，提高企业的重视度，采取有效可行的措施进行解决。

（二）员工考核中存在的问题

1. 对企业考核认识上的错误

当前，很多企业中都存在的问题就是大多数人对企业员工考核的认识和理解不够准确，认识不到员工考核对于企业和个人的作用和意义。很多的人甚至有的管理层认为员工考核知识人力资源部门的工作，与其他部门和工作岗位的关系不大，从而导致了企业内部对员工考核制度的疏忽和轻视。还有的员工认为考核知识走形式的过程而已，没有真正的实际意义，更有人认为员工考核只是简单的绩效惩罚或者奖励，对考核没有形成真正意义上的认识。这些错误的想法和观念就导致员工与企业考核认识上的错误，从而导致员工考核工作进行的阻力很大。

2. 员工考核的标准和内容设置的不合理

企业的员工考核标准应该严格地按照企业的实际情况进行设置，而不是简单的考核。目前存在于很多企业的问题就是针对员工考核没有一个统一的标准和内容，大多数都是按照职工的岗位和职称设定的。这样不严谨的标准根本不能覆盖到企业工作的方方面面，就能客观地评价员工的工作情况。员工考核信息的不准确性会严重导致企业获取不到员工真正的工作情况，这样也会随企业和个人都造成一定的损失和不满。

3. 管理制度不健全

员工考核的真正作用就是为了激发员工的工作情趣，提高员工的工作热情。而目前大多数的企业因为没有完成的管理制度，导致员工考核只不过是走走形式而已，评估也过是草草了事，并没有让员工参与其中，这样的员工考核是毫无意义的。还有的企业考核之后的成绩完全不公布出来，这样很容易就引起员工的不满和猜忌，更不利于员工的发展。

三、员工考核的误区

根据现有的人力资源管理方法和理论实践分析，一般考核的误区分为以下几种类型。

（一）内容上的误区：考核等于测评

持有此种类型观点的人认为，员工考核不过就是通过考核或者其他方式，对员工心理上的测评，以此了解员工的心理素质、知识水平各项内容。在这个观点的指导下，考核人员设计了各种心理上的问题，设置做出一些对员工个人职业意向、职业心理的考核题目，误以为用此种方式就可以了解到员工的工作情况，达到企业考核的目的。在现实的企业考核中，此种考核方式不仅不能起到真正考核的作用，反而还会造成一些负面的影响，使员工感到没有意义的考核，无疑就是浪费时间，在考核中得不到员工的积极配合，也得不到真正有效的考核结果，这种测评的方式也无法在员工绩效管理中得到有效的应用。

（二）技术的误区：考核只能是定性考核，无法量化

在传统的人事管理中，员工考核不但被严重弱化，而且考核的方法也仅限于定性的描述上。如采取述职报告的方式，对员工进行"优秀、良好、称职、不称职"的评价，这只是一种非常传统的考核方法。

在实际操作中，定性化的考核虽然也有它的特点，但不易区分每个员工的具体业绩情况，不容易分出优劣次序，容易造成形式化、走过场。这种考核，也只能是一种形式化的考核。经常采取这种技术进行考核，员工可能会产生无所谓的心理，不把考核当回事。久而久之，考核也变得可有可无了。

（三）方式的误区："末位淘汰制"

"末位淘汰制"指的是企业对员工采取强制性的考核措施，制定所谓的"末位淘汰制"把考核结果比较靠后的员工当作"害口尾巴"，并对其做出相应的惩罚。"末位淘汰制"考核的目的就是为了给员工造成一点工作上的压力，进而变压力为动力，提高自己的工作技能和工作效率，迫使员工通过员工考核排出先后的顺序，实行所谓的优中选优。这种员工的考核方式的出发点是好的，但是方式不是很恰当，容易给员工心理上造成极大的精神压力，压力一旦过大，超过员工本身的压力限度，就会激起一些负面的情绪和行为，反而对企业造成不良的影响，得不偿失。

四、改善企业员工考核工作相关问题的对策

（一）从根本上转变人们对员工考核的认识

第一，企业的高层和管理层就要首先对员工考核有一个深刻的认识，明白员工考核的真正意义和作用，进而体高企业的工作效益，做好员工考核工作。

第二，管理者要积极地在广大员工中倡导员工考核的意义所在，鼓励员工积极地配合员工考核的所有工作。企业可以单独设置一项专栏，在企业内部传播与员工考核相关的内容，定期地展开专题讲座，组织员工进行集中的学习，深化对考核的理解。只有企业管理层和员工都能深刻地认识到员工考核的意义并且积极地运行下去，才能使员工考核在企业中发挥出真正的效用。

（二）建立考核的具体标准

在企业中，考核的标准不是单一化和系统化的。员工考核的方式应该结合员工工作岗位的具体情况和特点，采取不同的考核方式，而不是运用统一的标准和表格进行衡量的。因此，考核的标准制定必须要科学合理，企业要尽可能地从多个方面对员工进行多元化的考核，最大程度地减少人为因素和客观因素对考核结果的影响。

（三）制定完善的考核计划

只有明确了员工考核的标准，才能考虑如何制定完善的考核计划。企业中的管理层应负起责任，积极认真地一起讨论员工考核实施的具体计划，对不同部门的管理层要进行不同的任务分工，把任务落实到每一个人头上，保证考核计划的实施进程。

（四）充分利用好考核结果

在员工考核的所有活动进行完之后，管理者要认真地总结和树立员工的考核结果，并且要做出分析和评价。对于需要公布的考核结果，企业一定要在企业的内部所有渠道进行公开，这样不仅有利于员工更地认识自己在工作中的情况和自身的技能，还能对其他员工有一个大致的了解，方便员工针对自己的不足和缺点进行及时的改正和补充，更好地调整以后自己在工作中的状态。对于考核结果比较好的员工，企业要给予其相应的鼓励，对于考核成绩不理想的员工，企业管理层也要推心置腹地与其进行交谈，帮助其发展自己在工作上的问题，并解决问题。

五、医疗机构在员工考核方面存在的问题

（一）绩效考核指标设置不合理

第一，医疗机构过于强调指标导致考核结果出现一定的偏差。例如，有些医疗机构只注重经济效益，将部门的经济收益作为考核指标，这就会产生一些医疗机构由服务社会的宗旨转变为追求利益收入的宗旨，一些医疗科室就会多出现多检查、多开药、开贵药的现象。

第二，医疗机构中的一些指标被弱化或者被虚化。例如，一些医患关系的指标过度地被虚化，只要科室不出现投诉情况就被置于无视的状态。

（二）绩效考核目标设置的不合理

医疗机构的绩效考核应该多多采用打分制度的形式进行考核，根据医疗机构的具体科室和部门制定出一定的考核标准，将实际的数值与标准的数值进行比对，就是单项考核的评分结果。但是从实际上来看，这种形式的考核方式在一定的程度上还存在这一定的困难。一方面，医疗机构在政府主导型激励模式下，由于医院的等级，在一定程度上就决定了考核的结果，而这种结果是政府预先设定好的，并非是根据医疗机构中的各个科室实际情况制定的标准，所以在考核过程中容易造成由于考核标准的过度统一，忽视了个别医疗机构的个体特征问题。另一方面，在医疗机构主导的模式下，同样也存在科室无法确定考核目标的问题，例如，心理咨询和营养咨询等科室。

（三）考核结果的确定和应用体系有待完善

一方面，医疗机构从考核结果的计算来看，一般都是采用求和的方式，对于部分指标权重过大，例如，经济收益等，这就容易导致考核的结果和理想的激励目标不一致。另一方面，从考核结果的应用上来看，医疗机构一般都是根据级别来确定员工的绩效工资的，没有单独的根据个体员工的业绩做出单独的评价和鼓励，所以考核的结果并没有多大的意义。

六、医疗机构对员工考核的改善措施

正如上述企业在员工考核方面存在的问题一样，我国的医疗机构在员工考核方面也存在着相似的问题。那么，该如何对这些问题进行改进呢？具体可以从以下两个方面入手：

（一）制定标准和操作流程

1．新员工试用期满考核

医疗机构为了能确保新员工能够胜任岗位工作，必须要制定新员工试用期考核标准，并设立考核表，采用指标式的考核。新员工的考核内容包括其在试用期内的工作状态、工作技能、工作表现，将新员工的自我评价与管理者的评价相结合，确保考核的准确性。医疗机构应以新员工试用期满的考核标准确定其是否正式录用，确保新员工的工作能力和知识能够满足患者的需求和聘用的岗位需求。

2. 改进合同期满考核

医院可以根据 JCI（Joint Commission on Accreditation of Health care Organizations，国际医疗卫生机构认证联合委员会）评审要求改进员工合同期满考核，考核指标的设定涵盖病人服务、临床知识、基于实践的学习和提高、沟通能力、专业素质、系统化的操作几个方面，以此评价员工的综合能力。考核经员工自评与主管测评后，交由各相关职能管理部门，分别对员工在医疗质量与安全、继续教育、医德医风等方面的表现给予评价，最终经院务会讨论，综合确定考核结果并作为决定员工是否续聘以及续聘时间的依据。

（二）分层分类构建年度考核体系

医疗机构要根据医院的岗位和科室要求对医务人员和非医务人员进行分层和分类的考核标准，将以往传统的个人总结考核转变为指标式的考核方式，通过对员工的综合素养、专业能力、操作技能、工作态度等做出总结性的年度表现评价，确定其考核结果。除了年度表现的考核外，医疗机构还应对机构内部的临床、医技、护理三类专业技术人员做出专业性的能力考核。员工的发展与医疗机构的发展息息相关，对员工的管理是医疗机构应该重点关注的一部分。在员工考核方面存在的问题，医疗机构应该对其进行整体的把握，根据自身的实际发展情况规范员工管理制度，加强对员工的考核，将员工的发展与医疗机构的发展当作一个整体，这样才能在这个时代背景下，更好更快地发展。

第五章 员工教育

第一节 员工培训

　　培训属于医院文化建设中的育人文化。自从我实施改革开放政策以来，经济发展与日俱增，促进了很多大中小企业的发展，很多新生企业也在这个过程中出现。由于企业的增多，企业需要的人员也就相对较多，很多外资企业的先进人事管理理念也在中国被应用，有的企业甚至采用国外的人事管理制度，并在其中结合中国企业发展的特点。在这些管理制度中，企业员工的培训制度是最受欢迎的。当前，很多企业都十分重视员工的培训，他们认为只有员工掌握了企业的制度、发展方向和企业精神，才能更好地服务于本企业，促进企业向更好的方向发展。很多大企业都开始实施员工培训，例如海尔集团在进行了员工培训之后，取得了良好的成绩。但是，就在很多企业实施员工培训制度时，我国的医疗机构并没有一套完整的、科学的、相较成熟的培训体系。在本章节中，笔者主要研究的就是医疗机构的员工教育、员工培训、员工个人发展这三个方面，并针对其中存在某些问题，提出个人建议，以供参考。

一、员工培训的概念

　　所谓员工培训是指为了有计划、有组织、有系统，科学、统一地对企业的员工进行知识灌输，为他们提供学习的机会，目的是为实现企业和员工个人的共同发展目标。培训的过程就是一个学习和训练的过程，在培训中员工能学习到与工作相关的内容，并且能提高员工个人的知识储备、技能技巧和正确对待工作的态度等，以便于在就职以后快速适应和胜任人力投资工作。

二、员工培训的特点

从广义上讲，员工培训也是一种教育活动，但与普通教育相比，它有很多鲜明的特点。

（一）目的性

目的性即培训的意义所在，主要包括以下三方面：

一是实现组织目标，包括近期赢利目标和长期发展目标，如摩托罗拉公司培训回报是30:1，即在培训上投入1元，在3年内可回收30元。

二是通过员工培训，能看到每个人的长处和管理才能，能从中快速挑选出管理人员。

三是通过培训留住人才，如联邦捷运公司通过培训、开发使其第一线的管理人员流动率下降84%。

（二）战略性

员工培训是组织必需的一项战略性人力资本投资，不是可有可无的一种选择，是组织发展过程中不可缺少的一项战略性工作，具有关系组织长期健康发展的战略意义。如IBM公司为保持其市场地位和长期发展，每年的培训费为150亿美元。

（三）计划性

员工培训必须要有一定的指导和依据。培训要按照组织发展战略，通俗地讲就是将书本上的科学知识应用在计划发展中；要按照人力资源规划，就是为企业提供人力资源的战略工程，旨在企业的各项人力资源管理活动的依据，它被作为企业人力资源管理的第一要求。根据这两方面开展人力资源管理活动，认真、详实地制订员工培训计划，不要盲目、随意地应付培训，培训的工作人员要按照计划认真地实施活动。

（四）系统性

培训是人力资源管理中的一部分，培训除了要严格按照组织发展战略和人力资源规划实施，还要依据系统工程理论和方法。在培训指导依据和理论方法都具备的前提下，要高效率、低成本地获得想要达到的效果。培训人员要根据每个人的特点，组织协调好每个人的能力，并在培训过程中多找机会试炼，发挥每个人的角色职能作用。

（五）多样性

培训工作人员要认真、仔细观察每个人的特点、性格、能力、专业、职务、年龄、兴趣等特点，并根据每个人都特点组织活动，活动的形式要多样，在培训层次、培训类型、培训内容、培训形式上体现丰富、多样化的特点，分别进行针对个人特征与特定需要的培训。

三、员工培训的分类

（一）按照培训标准划分

按照不同的员工的职能企业会制订不同的标准，按照标准将员工的培训可以划分为不同的类型。这里主要介绍三类，通过对几种不同培训类型的比较，得出结论，有利于更好地开展培训活动。

1. 按照培训对象划分

根据每期开展的培训对象划分，企业培训既包括多新员工的培训，也包括对在职员工的在培训，对在职员工的培训可以说是对他们的再深造。所以，按照培训的对象划分可以将员工培训分为新员工和在职员工的培训。

2. 按照员工等级划分

员工培训并不是指对刚刚入职的员工所制定的，对在职员工的培训也是不可缺少的。在职员工的培训可以按照等级划分，在职员工分为基层、中层和高层员工三种。因为每个员工的等级不同，所处的位置和职责不同，所以他们的作用也不同。因此，对在职员工的培训要采取不同的培训方式和不同的培训方法，根据他们所承担的责任，合理安排培训内容。

（二）按照培训形式划分

根据培训形式的对员工培训进行划分，可以将培训划分为在职培训（On-the-job Training）和脱产培训（Off-the-job Training）两类。第一类，在职培训是指在职员工在保留原有工作职位、内容的基础上接受培训，巩固新知识，学习新方法，提升自己的职业能力；第二类，脱产培训。顾名思义，脱产就是脱离生产，这里可以简单解释为是员工脱离原有工作岗位，全日制接受培训的一种形式。以上两种培训形式都有好的地方，也有不足的地方，在企业员工培训过程中要根据实际的员工情况采取合适的培训形式。

（三）按照培训内容划分

按照培训内容的不同，可以将培训划分成知识性培训（Knowledge Training）、技能性培训（Skill Training）和态度性培训（Attitude Training）三大类。第一类，知识性培训是指以业务、安全和健康知识为主要内容的培训；第二类，技能性培训是围绕如何提高受训员工的工作技术、工作能力和沟通技巧而进行的培训；第三类，态度性培训是指以改变工作态度为主要内容的培训。

四、员工培训的目标

首先，在说明医疗机构员工培训目标之前，有必要先了解培训的目的和意义所在。培训的目的就是让员工获得知识、技能、工作方法、工作态度的过程，通过学习提高对工作的认识，树立健康的工作价值观，从而能发挥出自身的最大潜能，实现企业和个人的共同发展，实现"双赢"的目的。企业进行员工培训能够在一定程度上吸引、培养和留住人才，培训是企业留住人才的最重要手段，只有不断地培训，企业才能高速发展。

其次，在了解了培训的目的和意义的基础上，对我国医疗机构的医药组织员工培训的目标就有了一定的认识。医疗机构对员工组织培训是为了让他们具备长期发展的认识，对医疗机构的近期和长期发展目标有一定的了解，同时还能提升员工的自身技能，促进个人发展。众所周知，医学是一个不断学习的学科，活到老学到老，每年世界上都会出现很多新生病，医院组织培训，员工在学习过程中，了解、丰富了自身的知识储备。具体来说，医疗机构的员工培训就是要达到五个方面的目的：第一，让员工掌握更多新知识和新技能，锻炼他们分析问题和解决问题的能力；第二，培养员工的精神，包括团结、进取、创新、合作精神，增强团队的凝聚力；第三，也是最为重要的一点，培养他们的劳动技能，就是指劳动者的素养在工作中岗位上的反映程度；第四，促进员工个人的发展和个人目标的实现；第五，只有员工实现了个人的发展目标，才能促进企业整体的经济发展。

五、员工培训的原则

医药组织在实施培训的过程中应当遵循以下几个原则，以保证培训的顺利进行和预期效果的实现。

（一）双赢原则

医药组织在培训过程中要坚持双赢的原则。通过培训既要有利于组织战略目标的实现，也要有利于员工自身职业生涯的发展，要将组织目标与个人发展目标更好地结合起来。否则即使组织的愿望很好，投入了大量财力、物力，也会由于被培训员工的消极态度，而使培训效果大打折扣。

（二）实用性原则

实用性是指员工的培训投资应产生一定的回报，即培训成果要转移或转化成生产力，并能迅速促进组织竞争优势的发挥与保持。因此，培训内容应当结合实际，并且在培训后要创造一切条件帮助员工学以致用，否则会造成培训资源的严重浪费，培训也就失去了本来的意义。

（三）经济性原则

一个企业，举办任何活动都是讲求经济效益的，任何活动的前提都是要求对企业有益的，所以员工培训也不例外。在企业进行员工培训活动之前，要先制订合理的计划，在经济成本、方式方法和预期收益等方面都要有计划地进行，企业培训要做到低成本、高回报。例如，某一制药组织想要提高药品包装工作的效率，有 3 种方法可供选择：一是设计一个培训项目对包装工人进行培训，提高其操作的熟练程度；二是对包装工作任务进行重新设计，使之易于操作和完成；三是干脆将包装工作自动化，不再使用人员包装。这三种方法都可以提高包装效率，但三种方法的成本是不同的，通过比较便可知道培训项目是不是最合理的选择。

（四）差异化原则

差异化原则就是根据不同时期组织对员工的不同要求，针对不同层次的员工实施不同方式和内容的培训。差异化原则主要体现在两个方面：

1．内容上的差异

由于培训内容与员工的工作有关，所以培训内容的选择要根据员工的实际水平和实际情况来确定，要有针对性地对员工进行专业化培训。

2．人员上的差异

虽然培训的人员是全体员工，但是要选择重点来培养，并不是将所有资源都平均分配到每一个人的头上。其中，能为企业创造巨大收益的人要重点培养。按照企业管理学中的"二八"定律（又叫作80/20定律、帕累托法则、不重要法则等），在任何的一组东西中，最重要的只占有其中的一小部分，比例约为20%，其余的大部分为次要的，约占总比例的80%，再加上企业资源短缺，就更要注意重点培养。因此，在培训中应当对重要岗位、重要人员进行重点培训。不同时期、不同需求下，培训的重点也是不同的。

（五）激励原则

例如，我们在学校期间，某一学科或者是总体优秀的前提下，教师还会着重表扬，要求我们再接再厉，所以我们在各个方面会会更加努力。同样，在员工培训中，也可以采用激励法来保证培训的效果。当然，激励包括正向激励和负向激励，正向激励是对人的行为进行正面的强化，让人心情愉悦；负向激励是对人的行为进行负方向的强化，采用一定的手段，如批评、责怪等，杜绝事情的再次发生。在员工培训中，合理、适时的运用激励机制，可以更好地调动员工的积极性，使他们以更多的热情投入工作中。因此，激励应该贯穿整个培训活动。

（六）长期性原则

随着我国经济的日益发展，科学技术也在不断地加强，人们必须通过不断学习新得知识才能与时俱进。因此，对医疗机构的员工培训是一个长期工作。只有这样，才能保证医药组织在未来的竞争中能及时适应环境的变化。

六、员工培训的需求分析

作为人力资源管理的重要环节，组织的员工培训是一个包括培训需求分析、拟定培训计划、实施培训计划、评估培训结果的一项系统化的工程，这个工程涵盖的各个方面，具有很强的复杂性，其中每一环节都不容忽视。这几个步骤缺一不可，每一步都有具体的实施内容和实施方法。

在这里主要介绍的是需求分析这一环节。制订培训计划的首要工作就是要制定合理的需求分析，需求分析又被称为系统需求分析，是开发人员通过准确、认真、仔细的深入调研，能够得出准确的用户需求，并将这些具体需求转化为完整的需求定义，呈现在文本中，从而确定系统应该包含哪些环节和内容。员工的培训计划是在了解了员工的各项需求和企业工作的性能、可靠性的基础上产生的；同时，培训活动是严格按照培训计划进行的，培训计划是实施培训的依据，通过培训计划能了解整个培训过程的具体操作。

医药组织的员工培训活动不是盲目进行的，不是企业想随时开展就能开展的。开展培训的前提是企业员工无法满足企业的相对需求时，企业才会组织培训。所以，在员工培训之前，要充分了解员工的需求，做好需求分析工作。

（一）需求分析的简介

培训需求分析是 20 世纪 60 年代由麦吉（McGehee）和塞耶（Thayer）等人提出的一种通过系统评价确定培训目标、培训内容及其相互关系的方法，到了 20 世纪 80 年代，培训需求评估方法已经得以系统化。培训需求的目的就是要确定哪些人、什么时间、需要进行哪些培训，达到什么样的目标等问题。

（二）组织分析

组织分析反映的是组织是否需要进行培训，这需要对组织的内外环境进行系统的分析。组织分析包括两个方面的内容：一是组织目标分析，通过对企业目标的深入了解，确定以后企业的发展方向，为培训工作指明方向，找出重点；二是对企业的组织现状分析，分析企业的整体经营情况，找出企业中存在的问题和产生问题的原因，将这些问题作为员工培训的重点问题。其中，组织未来的培训重点和方向，主要根据组织的经营发展来确定，而组织目前的培训中可以通过绩效评估来获得。表 5-1 列出了 3 种不同战略下的组织经营和培训重点。

表 5-1 3 种不同战略下的组织经营和培训重点

战略	重点	现实途径	关键事项	培训重点
集中战略	提高市场份额；减少运营成本；开拓并维持市场定位	提高产品质量；提高生产效率或革新技术流程；按需要制造产品或提供服务	技术交流；现有劳动力的开发；特殊培训项目	团队建设交叉培训人际交往技能培训在职培训
内部成长战略	市场开发产品开发革新合资	销售现有产品，增加分销渠道；拓展全球市场；调整现有产品；创造新的或不同的产品；通过合伙发展壮大	创新工作任务；革新	支持或促进产品价值的高质量的沟通；文化培训；培养创造性思维和分析能力；工作中的技术能力；对管理者进行的反馈与沟通方面的培训；冲突与调和能力方面的培训

战略	重点	现实途径	关键事项	培训重点
外部成长战略（兼并）	横向联合 纵向联合 发散组合	兼并处于产品市场链上相同经营阶段的公司；自己经营那些提供或购买产品的业务；兼并那些与兼并者处于不同领域的组织	整合公司的富余人员；重组	判断被兼并组织的能力；联合培训系统；合并公司的方法和程序；团队建设
紧缩投资战略	节约开支；转产；剥离；债务清算	降低成本；减少资产；创造利润；重新制定目标；卖掉全部资产	效率	革新、目标设置、时间管理、压力管理、交叉培训；领导技能培训；人际沟通培训；向外配置的辅助培训；寻找工作技能的培训

七、医疗机构进行员工培训的措施

现在，社会上的很多企业都存在各种培训，如岗前培训、在职培训等形式。但是这些培训形式不能完全适用于医疗机构的培训，因为医疗机构的本质与其他企事业单位不同，它的工作程序复杂、随机性很强，同时具有多样性，他们的职业不同，且有很多种，同时服务对象也不固定，对医护人员的技术和能力要求较高。因此，医疗机构的培训活动只能依照自身的特点和员工的需求进行培训，照搬照抄企事业单位的培训方法只能给医疗单位带来不必要的麻烦，所以医疗机构要勇于创新，探索出一条适合我国医疗机构的培训道路，让员工培训全面稳步进行。

（一）适合医院需要的培训方案

按照员工培训分类中的等级划分，在医院员工培训中可以分为三个层次的划分，即基础培训、发展培训和高层培训，在层次划分的基础上对人员进行四块培训，每一块培训内容和要求的侧重点都不相同，在上述两项培训的基础上在细化培训方式，还可以分为五项内容的培训。将这些形式结合起来，可以称他们为"三层四块五项"培训活动计划。以下是对"三层四块五项"培训计划的具体说明。

1. 三个层次的培训

针对员工的基础、发展、高层次这三个层次分别进行培训，特别说明的一点是，每个层次都有侧重点，并且培训的内容和要求都不一样，具有针对性。

第一层次，基础培训。基础培训是对员工的技能和素质培训，对工作岗位有一定的了解，掌握该工作岗位所需要的技能，做好自己的岗位职责。

第二层次，发展培训。发展培训是对医疗机构的中层人员开展的培训计划，其中包括医院的中层管理人员，以及医院的中层医护人员，这一类人员具有很大的承上启下的作用。

第三层次，高级培训。高级培训顾名思义，是对医院的高层管理人员及医护人员开展的培训计划，对这类人员的培训，可以让他们掌握新时代的知识和管理技能，有助于医院长远稳定的发展。

2. 四块人员的培训

第一块，管理系统培训。这里是指企业内部的一种系统培训方式，旨在改善医院的管理方式，注重解决问题，达到培训的效果。

第二块，临床系统培训。临床系统培训是医院的医护工作人员经过系统的培训，具备岗位工作的要求，达到医院对岗位任职人员的水平要求。

第三块，支持系统培训。这里是指在信息化的基础上，有先进电子技术的支持，对员工进行培训，让他们按照自己的需求去获取相关的信息。目前已经有专家系统和电子会议软件的信息技术。

第四块，新员工培训。新员工培训就是对刚刚入职的员工进行岗前培训，使他们了解机构的企业文化和岗位职责。

3．五项内容的培训

第一项，服务与规范培训，包含医疗机构的规章制度、对病人的服务要求、和正确的操作规范等。

第二项，职业技能培训，包含医疗、护理、科研、教育、管理的发展职业技能等。

第三项，思想理念培训，包含思想政治、医护人员和管理工作人员职业道德、医院文化等。

第四项，现代卫生管理培训，包含医疗、经济、人事等方面专项管理培训。

第五项，安全和健康培训，包含安全教育、安全实施、健康保护、法律保护等。

（二）医院员工培训的实施步骤

如果想要员工培训具有一定让人满意的效果，培训人员就必须要在以往培训计划的基础上，总结经验，吸取教训，找寻规律。切记不要在没有基础，没有调查研究，没有长期准备工作和没有耐心、毅力的情况下开展培训工作，这样是很难达到目标的。所以，我们建议医院工作人员在员工培训时要做好以下几方面的工作。

一是筹建准备。就是计划和建立前期准备工作。包括组织和确定参加培训人员的名单，制订培训过程中的相关制度等。

二是项目准备。项目具有独特性和复杂性，他关联着多种活动。在项目准备工作中要做好培训项目的范围、成本、时间和资源的确立，要充分做好前期的培训需求分析，明确培训目标，并根据目标最好规划工作。

三是开始实施。培训实施的依据是培训计划。在前期工作都准备好的情况下，就要按照计划开展培训活动。

四是培训评价。培训结束后，要对培训过程做出评价，包括培训前评价、培训过程评价、培训后评价和培训过程中的水平控制等，为下一次培训活动总结经验。

五是培训追踪。并不是培训结束以后，培训工作就可以完成，要对培训的人员做好后期的追踪工作，通过后期跟进，可以看出培训是否达到效果。

八、员工培训对医药组织的作用

（一）有利于提高医药组织的绩效

组织绩效的实现是以员工个人绩效的实现为前提和基础的，有效的培训能够提升员工的医药知识水平和医疗服务能力，改善他们的工作业绩。同时，通过培训还能够增进员工对组织战略、经营目标、规章制度、工作技术和标准的理解，使组织和员工的目标达成一致，进而提升整个组织的绩效。

（二）有助于培育医药组织的文化

研究表明，良好的组织文化对员工具有强大的凝聚、规范、导向和激励的作用，优秀的组织文化是组织的竞争优势之一。因此，越来越多的组织家开始重视组织文化的建设。作为组织成员共有的一种价值观念和道德准则，组织文化必须被全体员工认可，这就需要不断地向员工宣讲、教育，而培训是一种非常有效的手段。

（三）有助于增强医药组织的竞争优势

随着人类社会步入以知识和信息为重要依托的新经济时代，组织的竞争已不再紧紧依靠自然资源、廉价的劳动力、精良的机器和雄厚的财力，智力资本已成为组织获取生产力、竞争力和经济成就的关键因素。谁能比对手学得更快，学得更好，谁就能在竞争中占得先机。培训是员工不断提高学习能力，创造智力资本的最有效途径。通过培训，一方面可以使员工及时掌握新知识、新技术，确保组织拥有高素质的人才队伍；另一方面也可以营造组织学习的氛围，这些都有助于提高组织的学习能力，增强组织的竞争优势。

（四）有助于促进员工的个人发展

培训的最大受益者无疑是员工本人，通过培训，可以全面提升员工的个人素质，包括知识、技术和人际交往等方面，这些培训使员工得到了满足感，提升了工作热情，也使员工自己更加自信，为谋求满意的职位，并能够取得职业生涯的成功积累了能量，奠定了基础。

第二节 职业道德教育

随着市场经济的进一步发展，功利主义价值观给医疗行业带来了巨大的冲击，医德底线不断受到挑战，出现了许多道德失范现象，如医院服务意识不强、医患关系紧张、行贿案等，我国医疗职业道德不良问题的上升意味着职业道德教育不到位。医学职业道德是保障调整医生和病人之间的关系，并连接医疗机构和公众之间的关系。然而，在我国高校的医学生的道德教育中仍然有很多问题存在。

一、职业道德的相关概念

（一）职业道德定义

职业道德是由职业和道德两个词语组成的，对职业理解为个人在社会中所从事的作为主要生活来源的工作；道德的解释为两方面，一是社会意识形态之一，是人们共同生活及其行为准则和规范。道德通过人们的自律或通过一定的舆论对社会生活起一定的约束作用。二是对某件事的评价，是合乎道德的一种解释。在字典上对职业道德的解释是人们在从事某一职业时应该遵循的道德规范和行业行为准则，职业道德是一个品质良好的员工必备的基本品质。而社会上对职业道德就有多种不同的概念，职业道德概念可以分为两方面：广义的职业道德是之在企业中员工与其他人之间的关系，包括员工与服务对象、员工与员工、员工与领导、员工与职业等之间的关系；狭义的职业道德概念可以理解为员工在从事一定的职业过程中的职业行为规范。

（二）医学伦理精神和职业道德的含义

医学伦理精神主要就是对医学伦理的思想法发展历程构建一套系统的体系。西方国家的医学伦理精神这一词源于"西方医学之父"希波克拉底，他是希腊著名的医学家，他在很早以前就警诫人们要遵守医学道德，他的哲学精神是全社会医护人员言行自律的要求；他的人文情怀"为病家谋利益"的信条为现代的与学伦理精神奠定了基础。我国在受到西方国家医学精神影响的同时，将"格、致、诚、通、修、齐、治、平"作为中国近代医学的精神基础。有很多学者都同意这一说法，医学是一项到的事业，它不单单是一项职业，他还能造福人类，它包含了医护人员的爱心和责任心。很多学者都一致赞同，医学是建立在爱心和责任心基础上的道德事业，爱心是一种奉献精神，他更多的是关怀和爱护弱者的一种思想情感，其中包含一定的行动。一个富有爱心的人是做好一名医护人员的起点。

医学道德是全世界医疗机构以及医护人员都应该具备的素质，这种要求经常以誓词的形式出现，例如"西方医学之父"希波克拉底创作的医生职业道德圣典——《希波克拉底誓言》。在我国，通常将医学道德简称为"医德"。国家医学教育学会在 2002 年将医护人员的职业价值态度、行为和伦理等方面的素质及核心能力纳入医学院毕业生考核的范围，这说明了医生的职业道德教育在医学院教育中的重要性，它不仅仅体现的是医学伦理精神的要求，对学生的职业发展和教学模式的改革都有十分重大的影响。

（三）医务人员职业道德教育内涵

医务人员的职业道德简称为"医德"，是指医务人员要具备不同区其他人的职业道德素养，这种关系是特别且复杂的，因为医务人员要建立与病人、社会以及同事之间的关系，而这些关系的总和都包含在医务人员的职业道德中。我国唐代医药学家，后被人们尊称为"药王"的孙思邈就对医德有过阐述，在他的著作《千金要方》中就有专门对医生职业道德的描述，很系统地给出了医生的道德准则。他的行医准则是不分富贵贫贱、长幼尊卑，都竭尽自己所能救人，对任何人都一视同仁，不会因为自己的精湛医术而过分高傲；也不会贪图仕途功名，一心只研究医学，造福人类；也不会借此牟取劳动人们的血汗钱，他的这些要求被我国的医务人员奉为道德准则。

在经济不发达时期，人们看病只注重医生的能力是否能胜任。但是随着经济发展和社会不断地向前发展，人们越来越认识到医务人员的道德素质的作风将直接影响服务对象的生命安全和健康的状况，直接关系医院的长远发展。所以，当前很多医院都在加强医护人员的道德素质培养，而且医护人员的道德素质也被当成是一项思想教育工作在进行。

二、医务人员职业道德教育在医院文化建设中的作用

文化建设就是全方位发展各项文化事业活动，要求发展教育、艺术、科学、卫生等。促进文化建设技能提高人们的思想道德水平，又能建设物质精神文明。文化建设的主要任务就是提高人们的知识水平。同样，医院在发展中同样离不开文化建设，并且文化建设是对医院医护人员思想道德教育的首要任务和必须面对的问题。加强对医院的文化建设，能有效促进医院在其他同类机构中的核心竞争力，也能够丰富精神文明，还能够推动经济与社会的发展。但是现实生活中的问题是，随着经济发展的稳步提升，医院在硬件设施上的改善有很大的提高，但是同时也伴随着医院精神文化的落后，所以加强医院文化建设，可以医院硬件设施、软件设施和精神面貌上都有所改善。加强医院文化建设的途径之一就是加强医务人员的职业道德教育，帮助他们树立正确的价值观，进而帮助他们规范自身的行为。笔者在此将职业道德教育在医院文化建设中的作用概括成了以下几点：

一是发挥引领作用。以职业道德教育为指导医院文化行为的精神力量，通过这种力量引导医务人员的行为达到医院制定的总体目标。

二是发挥激励效应。严守职业道德教育，动员全院职工形成团结进取

的精神状态，为医院的繁荣昌盛增光添彩。使员工自觉工作，最大限度地调动员工的积极性，激励员工为医院的整体目标而努力工作。

三是凝聚作用。医院的凝聚力是医院发展的重要力量，这是通过职业道德教育形成的。它的表现形式为团队的价值意识、对人民健康的使命感以及对医务人员这一职业的热爱，对这份职业的自豪感和归属感。

四是协调作用。职业道德教育可以提高医务人员的协调能力，形成医院与社会和谐统一的氛围。不仅可以通过平等协商、共同发展、同化协调内部关系，还可以通过沟通、积极收集、反馈社会信息，为医院树立良好的公众形象和品牌，协调医院与社会的关系。

五是约束作用。职业道德教育约束和规范医务人员的行为通过意识形态、道德理念和规章制度等内容，并规范员工的行为的道德力量，规章制度和其他的强制力。

三、医务人员职业道德建设的重要性

（一）是践行"三个代表"重要思想和落实科学发展观的根本要求

"三个代表"重要思想要求我们努力实现和维护最广大人民的根本利益。科学发展观的本质，就是以人为本，实现全面、协调和可持续发展，是基于绝大多数人的根本利益，并满足人们的总体需求和促进人的全面发展作为社会发展的根本出发点和目标。实践"三个代表"重要思想，贯彻落实科学发展观，医务人员要从人民的根本利益出发，不断满足人民日益增长的卫生需要，切实保障人民的权益。

（二）是事关社会主义建设大局的重要举措

在医疗卫生事业的发展，除了依靠先进的医疗科技和医疗设备，还应该有一个高质量的医务人员队伍的建设，使医疗卫生事业健康发展，更好地保护生产力，提供健康保障社会主义经济建设的发展。

（三）是社会主义精神文明建设的关键环节

我们既要以经济建设为中心，又要高度重视精神文明建设，真正树立科学的三大文明发展观。加强医务人员职业道德建设，既是专业作风建设的问题，也是社会主义精神文明建设的一项基础性工程。医务人员是人民健康的守护者，也是党和政府联系群众的纽带。他们的职业道德与人民群众有着密切的关系，关系到党和人民的威信。

四、医务人员职业道德建设的困境

医务人员的职责就是治病救人，认真看病治病，维护人民群众的身体健康和生命安全，发扬高尚医德。但是在当今社会有一点是值得我们注意的，医务人员的职业道德和精神文明建设存在误区，给医疗工作的顺利进行带来很大的影响。随着新医疗体制的改革，现在医疗机构和医务人员的责任越来越大，也越来越多，他们的工作繁重且劳累，导致压力很大，有越来越多的医务人员跟不上新时代、新政策的变化，从而不能正确对待医患之间的关系，在职业道德和精神文明方面出现偏差。对此，笔者总结了医务人员在职业道德教育建设过程中，所面临的几大问题：

（一）经济利益的诱惑驱使

每个人的活动目的都是为了获取更大、更多的利益，这些利益往往是在权衡之后的基础上的选择，更多的人更倾向于对自己利益更大的一方。一方面，医务人员的责任是治病救人，但是同时对他们来说也是一种职业，每个人从事一项职业的目的就是为了获取利益，所以在一个独立核算的医疗机构中的医务人员，他们的目的就是获得必要的物质利益，这也是他们的正当需求；另一方面，医疗行为往小的一方面说是治病救人，关心人民群众的健康状况，往大了说就是关乎民生大计，涉及社会的和谐稳定发展，所以医务人员应该尊重患者，调节好与患者之间以及患者家人之间的关系，弘扬博爱精神和无私奉献的精神，每一个医务人员都要将治病救人、济世苍生奉为道德准则。

但是现实生活中确实存在一些恰恰与医务人员的职业道德准则相反的行为，有一小部分的医务人员在治病救人过程中看到的只有利益，对病人的健康并不看重，计较自身的利益得失，为了自己能获得最大的利益，给患者开出高价消费单，给出各种检查，不会询问病人是否需要；有的医务人员甚至还存在受患者红包的现象，种种败坏医德的现象屡见不鲜，导致他们的社会职责不明确，丧失职业精神和有损医务人员的形象，医务人员的职业道德下滑。

（二）体制机制的方向偏离

1. 政府公共卫生职责缺位

公共卫生是指关乎一个国家或者是一个地区的人民群众健康的一项公众事业。公共卫生是在政府的干预作用下开展的，政府在公共卫生中的责任是由明确的规定和限制的，政府的角色作用在于对公共卫生监督和评估。

但是现在有很多政府对自身的职责不明确，对政策落实不到位，在公共卫生事业中的投资力度不够，导致医院因资金问题造成的管理体制不健全。如果说我国公立医院的企业性质为政府的事业单位，若政府不投入资金，医院就要在经费上要自行周转、自负盈亏；如果医院的性质为企业单位，同时又缺乏人事管理和定价的权利，缺乏独立法人拥有的权利和义务。医院只能在权衡利弊之后选择盈利，那么公益事业就会变成口号，只有口号没有行动。另外，卫生资源在城乡之间存在分配不合理的现象，在大城市中的大型医院里，卫生资源相对充足，但是在经济不发达的城乡医院中，卫生资源就相对匮乏，服务的人员及能力都相对不足。这就造成了经济困难的人去大城市看不起病，因为去大城市医院既要承担医疗费用，同时还要承担食宿费和交通费用，这对经济困难的家庭带来了严重的心理负担。同时如果医务人员在追求利益的情况下，不能为患者提供良好的服务或者是没能及时地救治，给患者及家属带来心理负担，使医患关系陷入紧张状态。

2. 卫生总费用支出结构失衡

卫生总费用是一个国家或者是某一地区在一定时期内用于医疗卫生服

116

务所花费的资金总额，是了解一个国家卫生状况的计量手段。虽然我国现在仍是发展中国家，但是在卫生方面投入的费用并不低，虽然投入大量的资金，但是资金的使用并不均衡，卫生总费用结构失衡，国家所承担的费用仅占其中一小部分，大部分的费用还是个人承担。我国的卫生总费用中，药品支出的费用所占的比例较高，仪器使用费用和各项检查的费用也占有很大一部分比例，同时还要对医院基础设施的维护、购买医疗设备等方面支付费用。我国的卫生总费用是由政府、社会和个人卫生支出三个部分组成，但是大部分的费用都在药厂、建材厂中消耗，到达患者这一环节的费用少之甚少。另外，各个环节对医疗资源的浪费程度也很大。

3. 医务人员收入与付出比例失调

医生这一职业的工作难度大，风险系数高，具有很强的专业性，需要扎实稳固的医学知识和素养，而且长期加班，但是医务人员的收入却和他们的付出不成正比，同时医疗机构对于医务人员没有奖励机制，这样就会使产生医务人员得过且过的心理。因为医院医务人员的不重视，使医务人员的职业和自身得不到尊重，工作积极性降低，自豪感、责任感和归属感也逐渐降低，造成医生对待职业、患者的态度生硬、心态失衡，造成了医患之间的矛盾升级。医疗改革的核心就是调动工作人员的积极性，使医务人员热爱自己的职业，并针对他们的付出给予一定的报酬，是收入和付出的比例平衡。虽然社会大众和政府机关要求医务人员要多为医疗卫生事业做贡献，但是却解决不了他们付出得不到回报的问题，所以才会出现医务人员心态失衡和医患关系紧张的情况。

五、加强医务人员职业道德教育的途径

（一）树立良好的工作作风，防止医疗纠纷

树立高尚的职业道德，保持良好的工作作风，是杜绝医患矛盾关系的有效途径。但是在现实生活中，有很多医疗机构只追求利益，对医务人员的职业道德建设和精神文明建设工作没有做到位。近年来，还会听到一些

报道有医务人员收红包、拿回扣等现象，这些不良风气正是对医务人员的道德教育不到位的表现，他们意识到自己的职业责任，甚至还有些医务人员对待病人的态度生硬、冰冷。医务人员的职业道德和工作作风现在已经成为医疗机构首要解决的问题，社会各界对此都十分关注，因此，医务管理部门要对这两项工作常抓不懈。

纵观医疗纠纷的起因，几乎每一起纠纷中都涉及医德医风问题，有一些非医疗过失纠纷，则纯粹由医德医风问题引起。所以，加强医务人员的职业道德教育，抵制和纠正行业不正之风，是防范医疗纠纷发生的一个不容忽视的重要方面。因此，对于树立良好的工作作风和实施有效的道德教育工作应做好以下几个方面。第一，要严格遵守医疗机构的规章制度，杜绝不良风气的出现，如若发现医务人员私下收红包、拿回扣等现象，应严肃处理。第二，医疗机构应该对医务人员开展定期的道德教育；在各科室内部要开展精神建设的座谈会；医疗机构内部应当印发树立良好医德、医风小册子，供医务人员翻看，要他们在耳濡目染中树立忠于职守、为人民服务的精神。第三，严厉打击医务人员利用不正当手段激化医患之间的矛盾，进而牟取私利。第四，医务人员要在服务态度和言谈举止上改善，要讲文明、讲礼貌，对待任何人都应一视同仁，树立"为病人服务"的观念。

医疗效果的好坏决定因素包括人员、技术、设备、物资和时限，其中这些决定因素中最关键的就是人员。医务人员起决定因素的原因是他们的职业道德、思想政治和实事求是的精神，这些精神影响着医疗人员的素质，更进一步影响了医疗效果。因此，各医疗机构应该将培养医护人员的职业道德和工作作风作为主要工作。树立和培养医务人员职业道德应该做到以下几方面：

1. 积极响应党中央的号召，加强精神文明建设

加强文明建设，做好道德教育工作，提倡五讲（讲文明、讲礼貌、讲卫生、讲秩序、讲道德）四美（心灵美、语言美、行为美、环境美）三热

爱（热爱祖国、热爱社会主义、热爱中国共产党），与患者及家属沟通过程中要讲文明、有礼貌，态度良好；围绕卫生系统规定的医心慈、医术精、医纪严、医志坚、医风正、医表端，敬、静、净的医德规范，开展对医疗人员服务态度方面的教育工作，努力调动员工工作的积极性。医务人员应该在了解这些内容之后，将理论付诸实际行动，做到对待患者态度良好，与患者多交流，主动关心患者的身体状况，认真执行医德规范，严格遵守医疗规章制度，不搞"关系学"。

2. 在医学教育中就要树立和培养高尚的医疗道德

医学院的学生还未步入工作岗位，对医德、医风也不是充分了解，此时学校就要对他们进行职业道德方面的教育，要他们学习马克思列宁主义、毛泽东思想、邓小平理论、"三个代表"重要思想、科学发展观和习近平新时代中国特色社会主义思想，树立辩证唯物主义世界观，要他们明确知道，医疗事业就是一项为人民服务的事业，医生是一个造福人类的职业，救死扶伤的职业是高尚的。在这些思想的引导下，努力学习医学知识，刻苦钻研医疗事业，不断提高自身的知识储备和职业技能。

对于医疗机构中的后勤、财会等未经过学校专门培养的人员，他们的工作只是辅助医疗机构的发展更加稳定。这就需要医疗机构对他们开展专业的培训，就是只要在医疗机构中工作，无论是何种工作，都要以临床第一线为中心，以患者的利益为目的，从而保证整个医疗机构的发展有条不紊。

医疗效果是医疗、护理、技术、行政、后勤管理等各项工作的综合体现。任何一项工作跟不上，都可能出现差错，影响医疗效果。因此，为了使医疗机构中的事故和差错概率降到最低，就要把医疗机构中各种要素，包括人力、物力、资源、技术和设备等，很好地组织起来，进行有效的科学运转，为医疗卫生事业的现代化建设做出贡献。从另一个角度来讲，那就是要从医学生入手，严抓职业道德培养。笔者认为，在这一方面可以采取以下几个措施：

（二）医学生的职业道德培养途径

1. 重新确立培养目标，为医学生的职业道德培养指明方向

以疾病为核心的诊断与治疗医学人才是传统医学专业培养学生的目标。因此，出现了医疗专业比人文更受重视，医疗诊断治疗比预防保健更受重视，科技比职业道德更受重视的现象，这也是医学生职业道德水平下降的深层原因。

进入 21 世纪以来，随着经济和社会的发展，我国的医学教育也面临着巨大的变化，这种转变的第一个表现是重新确立培训目标。针对新形势，以"病人为中心"为目标，培养具有高度职业道德、创新精神和预防、诊断、治疗、康复实践能力的医学人才。面对这一新的培养目标，医学生必须具备良好的思想政治素质、职业道德素质和医学人文精神。学生应把病人的生命和安全放在第一位，牢固树立"同情病人、尊重病人、救死扶伤、全心全意为病人服务"的宗旨，树立"技术精益求精、不断创新、认真负责、终身为医疗事业而奋斗"的理念。新目标的确立，必将为医学生职业道德的培养指明方向。

2. 严把医学生入学关，为医学生的职业道德培养奠定基础

医科学生将从事一项特殊的职业，因此对其也要有非凡的要求。作为一名医科学生，应具有医生的高尚意识，那就是学习医学、当医生不是为了钱，而是治愈受伤的和拯救垂死的人。此外，还需要一些社区服务的经验，如在社区卫生机构、养老院和街道组织志愿服务，这不仅可以积累一些服务经验，也是一种有爱心的象征。具有高尚的医生意识和一定的服务经验，医学生对自己未来的职业有一定的了解，也会与学校的职业道德教育产生共鸣。

第三节 医院人才培养、开发及任用与人才队伍建设

随着社会的不断发展，科学技术的不断进步，医疗水平的不断提高，人才逐渐成为医院发展的关键，拥有高素质医疗卫生人才，才能不断提高生存力，在竞争中立于不败之地。加强医院人才队伍的职业化和素质化建设能够促进医院长远的发展，还能提高医院在同类医疗机构中的综合竞争力，所以需要加强人才队伍的建设，医院人才队伍的建设会使医院保持更大的活力。但是，目前我国的医院在人才培养和人才队伍建设方面仍存在着诸多问题，只有认真分析这些问题，解决问题，才能留住人才、用好人才、吸引人才，才能够促进医疗机构各项工作的开展。

一、医院人才培养

任何一个企业想要有长久稳定的发展，既需要一个正向的企业文化，也需要一个英明的领导者，最不能缺少的，也是最重要的一个因素是企业人才。因为任何企业的发展都要紧跟时代的潮流走向，时代在进步，社会在发展，信息化和科学技术日新月异，正是因为企业中具备这些高质量的技术人才，企业才会加速发展，跟住时代的脚步。医院人才都是经过严格的考核筛选出来的，他们的竞争法则就是达尔文进化论中的优胜劣汰，真正有能力者才能胜任。正是因为有了他们的存在，企业才能有了成功的基础和保障，所以一只高素质的人才队伍，决定了一个企业的创造力。所以，企业应该招募医学人才，响应国家的号召，引进拔尖人才，并对现有人才加强培养，做好医院人才储备工作。每个都人不是天生就是人才，但是"天生我材必有用"，每个人生来都是有一定的特长，所以医疗机构要充当"伯乐"的角色，找准拔尖人才，并培养他们为医疗事业做贡献。医院的任何事情都是靠人来完成的，每一个工作岗位和工作都离不开人，大到医疗机构的管理者，小到医疗机构的服务人员，都离不开人才的支撑。

（一）确立医院人才培养的目标

对医院引进的人才和现有人才的培养前提都要制定一个目标，在了解了各项需求上，对他们进行培养。培养侧重点可以包括个人素质、职业道德、医德医风建设、医院精神文明建设、职业技能培训、创造意识、团队意识等方面，并组建核心医疗和管理团队，从带好一个人延伸为带好一个科室，甚至带好整个医院。在培养人才过程中，要注重拔尖人才的挑选和重点培养，将他们培养成为一个有创新能力的人，要他们明白自己的使命就是"为人们服务""为患者服务"，自己的职责就是救死扶伤，拯救更多患者，帮助他们康复，恢复健康强健的体魄，并以此为培养人才的目标。

（二）医院人才培养的方法

1. 鼓励员工对自己准确定位、做好职业生涯规划

在这个瞬息万变的社会中，每个人虽然都表面看似若无其事，安于现状，但是内心的活动却不能如此平静。一旦身边的人发生了和自己价值观不同的事情，我们就会怀疑自己的价值观定位是否正确，不能客观地评价自己，甚至不能对他人的价值观正确与否给出评价。所以，企业的作用就是起到一个引领的作用，帮助医务人员找准定位，正确地衡量自身的价值，借助医务人员身边这个大环境，分析事情的正确一面，帮助他们提升自我价值，并结合他们每个人的特征，不断面临和解决社会上的各种竞争和挑战。医院管理者还应该帮助医务人员在工作中做好职业设计计划，为自己的工作和未来的发展进行宏观的规划。

2. 加强专业技术人员的业务培训

专业技术人员是支撑医疗机构发展的基础，拥有技术人才企业发展就有了成功的保障，所以医疗机构要重点选拔和培养人才，医疗机构要学会选才、留才、育才，并不定期举办培训活动，将重点培养的医疗技术人才送往更高级的医疗机构学习，学习知识，总结经验，努力提高它们自身的水平，使他们拥有更多的技能，从而应用到实际工作中。同时，对于技术

过硬的人才培训，医疗机构可以送往他们去国外医疗发达的国家培训，借鉴他们的医疗经验。医疗机构也要定期举办学术讲座，邀请权威人士、医学界的教授、学者等，要求每个科室都必须有人参加，积极配合组织人员开展学术交流，使自身的技术水平和工作能力不断提升。

二、对医院人才培养的讨论与建议

（一）医院人才队伍现状

1. 人才数量有待补充

虽然现在医院中不乏技术过硬的人才，但是随着近几年来医疗事业的改革和发展以及新增加的政策，医疗机构的人才明显不够用。医院的人才储备一直出游紧张状态，医疗机构的人才不足，医院对待患者只能是心有余而力不足，没有技术人才，多数工作都无从下手。再加上教学编制的增加，医院人才明显不够能。

2. 高层次、高学历人才偏少

近年来，大学生的数量在逐年增多，医学院的学生也在逐年增多。但是医学学生中，有一定能力的人以及高学历的人才却在逐年减少。因为我国医疗机构体制的单一、死板，加上长期引进人才和培养人才的制约，导致国内医院的发展水平相对较低。另外，大多数的医疗拔尖人才都喜欢去大型公立医院就职，不愿去县级及以下的医疗机构工作，但是大型公立医院毕竟只是少数，这就导致拔尖人才聚集在一起，技术水平一般的医务人员都被安排在下级医院，导致大多数医院中缺乏高学历、高层次的人才。虽然近几年国家意识到这个问题，提倡资源平均，鼓励高学历人才去下级医院就职，虽然在一定程度上有所提高，但是由于实施力度不够，效果并不显著。

3. 人才开发工作有待加强

近年来，我国的人才流失情况很严重，有关学者对其中原因展开的调查，在对医院的人才流失调查中发现，人才流失的只要原因就是医院对他们的重视程度不够。在医院开展的培训活动中，只重视对技术人才的基础培训，高规格的培训少之又少，技术人才的自身水平得不到提高，就会出现医院人才流失的情况。

（二）医院培养人才的原则

1. 注重选才工作

挑选人才是培养人才工作发展的基础。医疗机构选拔人才的要求：一是要品德高尚，具备一个高尚品德的人，才能认真对待自己的职业；二是政治素养要高，具备坚定地政治素养，跟住国家的发展形势，具备为人民服务的理念的人，才能做一名合格的医务人员；三是生理心理要健康，生理健康就是身体素质过硬，不具备任何疾病，能够承受的大量工作，要有一个健康的心理，才能与患者正常交流；四是要具备过高的专业技术，这也是最重要的一点。只有拥有过硬的技术水平，才能胜任这份工作。所以，医疗机构在选拔人才时，要根据上述的要求选拔，从而确定人员。

2. 引进和培养人才同时进行

当前，各大医院都在引进高学历、高素质和高技能的人才，以充实医院的人才储备。但是，在引进人才的基础上，还要加强对现有人才的培养，不能只顾引进不顾培养，引进人才和培养现有人才并不矛盾，这是相辅相成的。引进人才是为了扩大医院人才队伍，培养现有人才和引进人才是为了医院长久稳定的发展，扩大在同行业中的核心竞争力。

3. 坚持激励人才、奖惩分明

建立奖励和惩罚制度要注重完整性和公平性，工作积极向上的人就应该给予表扬，对于为医疗事业做出贡献的人就应该给予一定的奖励，其中可以包括物质奖励和精神奖励；但是一旦出现破坏和有损医疗事业的行为，医院一定要采取相应的惩罚措施，绝不姑息，杜绝不良事件的再次发生。医院无论是奖励和惩罚措施上，都要坚持公平公正原则，并根据实际情况对员工给予奖励。

三、医院人才开发及任用

（一）建立选任人才体系

第一，开发并设立一个医学人才库系统，将高学历人才包括硕士研究生及以上学历的技术人员入库管理，选拔高质量人才，并重点培养为科室及医院储备人才。

第二，要从选拔人才中再择优选择技术过硬的，以备学科干部和管理人员的培养，要从第一次选拔提名到竞选、审核等环节，公平、公开、公正地选拔人才，做好人才开发的每一项措施。

第三，注重高尚的道德品质。在选拔过程中，尤为重要的一点是要看清楚一个人的品德行为是否高尚，是否存在虚假行为，要做到让每个人都能发挥自己最大的才能，帮助他们找准适合自己的岗位，明确自己的职责，切忌随心所欲，人才滥用，只有找到适合他们自己的岗位和发挥自己才能的地方，才能物尽其用，避免人才浪费。

第四，就是上述提到的外部引进和内部培养相结合，从外部引进高质量和高学历的人才时，还有一项工作要同时进行，就是要内部选拔。内部评比、竞选高质量人才，进行拔尖培养，二者相辅相成，都能扩充医院的人才储备库，为日后医院的发展和人才需要之时打下基础。

第五，选拔人才时一定要注意人才的比例结构，不要只选择一个水平的高质量人才，高学历人才固然是好的，但是高学历并不代表有一定丰富的社会经验，所以医疗机构在选拔高学历和高质量的人才时，还要在精益求精，在此基础上选择实用型人才，调整好各方面人才的比例，我国当前医疗机构最需要的是医院管理型人才。

（二）优化人才培养周围环境

1. 培养为先

在拥有人才的基础上，接下来就要对人才进行培养，为他们提供一个学习和实践的机会和地点。当前，人才培养的形式有很多种：一是"一带一""一带多""多带一"多种形式，开展传帮带形式；二是为他们提供交流经验的机会，开展学术讲座，邀请专家名师讲座，传授知识，并开展各种形式的见习机会，帮助他们累计更多经验；三是对于拔尖和技术过硬的人才，开展外出学习的机会，将他们送往更加发达的医疗机构和发达国家学习，对他们进行更深层次的培养，促进他们快速适应周围的环境，加快他们的成长。

2. 鼓励激励

对于参加各种课题研究的技术人员，特别是能将研究课题应用到实际工作中的人员，可以为他们提供资金鼓励，对专项研究拨款，并鼓励杰出人员；对于出去学习进修的人员，如果在学术上有所成功和有重大突破的人员，应给予重奖；对于优秀的人才可以选在薪资待遇和岗位上进行奖励，激发他们对工作的最大热情，使他们得到满足感和自豪感。

3. 给予重压

在奖励机制实施的基础上还要对他们施加压力，没有压力就没有动力，如果一路顺风顺水，畅通无阻会让他们形成一种舒适感，一旦遇到一点问题和压力就会无从解决之处。所以，要在培养他们的过程中，要根据每个人承受压力的能力不同，对他们适当的施加压力，磨炼他们艰苦耐劳的品质，正所谓"任不重，则无以知人之才"说的就是这个道理。

四、医院人才队伍建设

在前文中，笔者已经对医院的人才队伍现状做了初步的分析，面对医院人才结构不合理、管理人才短缺以及学科带头人青黄不接等制约医院人才队伍建设的主要问题，笔者认为，相关医院应该从以下几个方面入手：

（一）为凤筑巢，留住人才

医院应进行全面的人事改革，改变以往的"资历"和终身聘任制度，采用"因岗而岗、竞争而岗、可调岗位"的聘任制度。医院可以根据各科室的特点和具体情况，优化科室设置，通过竞争，会有大批专业人才脱颖而出，选择合适的工作。成为医院各部门的领导人。从而完善人才结构，形成一支集医疗器械、教学科研为一体的新型队伍。医院可以根据不同的岗位、不同的人才需求水平，将物质荣誉与精神奖励相结合，在医院和政府的大力支持下，按照特殊的人才奖励方式，达到"为凤凰筑窝，留住人才"的卓越效果。

（二）挖掘潜能，培养、用好人才

第一，医院的领导人应该改变他们的观念，充分认识到人才建设的重要作用，在医院的发展中树立"人才资源是第一资源"和"人才建设是第一要务"的概念，并充分认识到人才队伍建设的重要性。为此，医院可以实施人才队伍建设计划，挖掘各领域人才潜力，突出人才培养，取得重大进展。医院培养了一批具有优秀创新专业技能的学术带头人，培养了一批在全市、全省乃至全国具有一定知名度的权威专家。此外，医院通过灵活的人才引进，聘请国内知名专家作为医院的领军人物。从这可以看出，医院人才队伍建设的必要因素是加强人才培养、高端人才培训和支持的力量，对在职员工的在学习做进一步研究。

第二，注重跨学科人才配置。医院，尤其是像这家医院这样的综合医院，各个学科之间是相互融合的，所以在培养过程中要注意跨学科人才的资源共享，才能更好地发挥人才的作用。

（三）政策激励，吸引人才

1. 利用文化建设，吸引人才

医院是一个大家庭，一个快乐的工作环境和一个充满活力的精神，这也是吸引人才的一个必要条件。体现医院特色的文化是优秀的，能够使各部门的员工形成共同的价值观，建立统一的行为规范，结合医院的医疗服务活动文化，使医院具有强大的内部凝聚力，能够吸引更多的人才。

2. 利用各种政策奖励，吸引人才

医院可以根据不同岗位的人才需求，在政府部门的支持下，遵循人才奖励政策，将物质奖励政策与精神奖励政策相结合，使这些政策激励真正发挥激励、吸引和留住人才的作用，完善人才激励机制。

首先，要加快建立技术职称系列，为各部门营造学术氛围，鼓励各专业人士加强学习，提高综合素质。其次，完善各部门考核体系，建立科学的考核标准，对专业人才的绩效、专业水平和综合素质进行考核。最后，奖励优秀的人才，提高他们的积极性，保持人才队伍的活力。

人才是医院的基础，医院在医疗市场竞争中求生存、求发展，必须更新观念。锐意进取，用事业吸引人才，用政策鼓励人才，用真诚留住人才。企业有人才就有质量效益，也有社会效益和经济效益。稳定的人才是医院的正常运行的基本保证，医院的人才队伍的建设有利于医院的长远发展，提高医院的综合竞争力需要人才队伍的建设。

第四节 职业发展规划

一、职业生涯规划简介

（一）职业生涯规划的概念

1. 职业和职业生涯的内涵

职业是贯穿人一生的一种工作模式，是一个人工作的历程。职业可以分为两种解释，一是一种行为过程，二是与人所从事的职位有关的工作，所以综合来讲职业就是一个个体在某一个行业的工作历程。因此，医务人员的职业就是在医疗机构的工作历程。职业生涯是一个人一生中所有与职业相关的行为、规划、思想、工作态度和价值观等行为和思想，也是一个人一生中的职业变迁和实现职业目标的完整的工作发展过程。

2. 职业规划和职业声望

规划的意思是工作人员为自己制定比较长远的发展计划，是一整套的行动方案。职业规划是个人根据自己职业生涯的需要和目标指定的工作计划，这是一个长期性的发展过程。医务人员职业规划的出发点就是要明确自己的工作目标，在围绕目标展开一系列的计划，并按照个人的职业发展中得到的机会和工作岗位的需求在相结合，设计一个职业发展走向的完整规划。

职业声望是职业生涯中的一项重要内容，主要是指人们对职业的社会地位和他人对职业的评价，一般情况是没有职业地位就不存在职业声望，职业地位是职业声望的前提。影响职业声望的因素有很多种，其中最主要的影响因素包括职业环境、职业功能、任职者的素质要求三个方面。

（二）医务人员的职业生涯发展阶段

1. 格林毫斯的职业生涯理论

格林毫斯认为每个人在不同年龄都会有不同的发展规划，也就会处于不同的职业发展阶段，人的一生在职业生涯发展方面有五个阶段：职业准备阶段、职业探索阶段、职业生涯初期、职业生涯中期和职业生涯后期。

2. 斯蒂芬职业生涯发展阶段理论

美国管理学和组织行为学专家斯蒂芬（Stefan）认为人的职业生涯包括五个阶段：职业探索阶段、职业建立阶段、职业稳定发展阶段、职业成熟阶段、职业衰退阶段。

随着医疗市场竞争的日益激烈，人才竞争已成为医院竞争的关键，人才培养已成为医院建设和发展的基础工程。作为医院管理者，虽然应该关注医院的实现目标，但更应该更多关注员工个人职业理想的实现，并试图建立一个医疗骨干人才的平台，实现个人成长和职业理想，以最大化的性能医院和职业满意度的员工，实现医院和员工之间的双赢的局面。

二、医务人员职业生涯规划设计

（一）医院员工职业生涯规划现状

职业生涯规划对于每一个大学生来讲并不陌生，在大学校园中每一个学生都学习过职业生涯课程。一般教授毕业生职业生涯规划的教师多数是大学辅导员，他们帮助毕业生在大学毕业之前了解并为自己制定一个合理的生涯规划，以便毕业后步入社会顺利走向工作岗位。但是，正是由于大学阶段的职业生涯规划课程的不全面，没有一个专业人士帮助每一个毕业生规划，所以他们在毕业后并没有一个合理完整的，甚至有的毕业生都没有对毕业后的职业有个合理规划。医疗机构中的新职工大多数是刚从校园中走出来的，他们的年龄一般都在20岁左右，对于社会的了解还不充分，对自己的职业发展也没有过多的计划，再加上我国对于职业生涯的教育本就不多，而且起步也较晚，没有一个成熟的体系，所以我国对于职业生涯教育多数处于理论层面，导致我国的职业生涯规划存在很多问题。

1. 职业生涯阶段的重要性和可塑性

对于刚毕业步入工作岗位的毕业生来说，年龄在20岁左右的他们，在进入工作岗位后，会有人生的第一个职业生涯规划，此时按照年龄来看，他们将会经历职业生涯规划中的两个时期，这对他们的以后发展有很大帮助，所以他们的第一份工作显得尤为重要。在他们刚入职阶段，会面临两个重要的时期，第一个时期为探索期，探索期是一个人在步入新的工作岗位后，会面临各种各样的选择，也会面临各种各样的阻碍，他们这个时候会将这些与工作相关的事情与在学校学习时的职业生涯理论结合起来，尽量找到自己熟悉的知识进行匹配，在这个时期他们的选择一般都是比较广泛，而且选择的结果多数都是带有试验性质的。随着对职业的深入了解和对自身水平的充分认识，以及选择的逐渐稳定，此时他们的职业生涯就会进入下一个重要时期。第二个时期为界定期，界定期是在探索期结束的基础上自然出现的。在探索期中，每个人都会为自己定下一个发展目标和选择的走向，这些一旦被确立就会按照这些开展所有的规划，一旦这一阶段结束，所有的准备工作已经完成，可以开始步入工作，感受这一过程。这两个时期既需要员工自己的努力挖掘探索，同时也需要医院的帮助。但是，实际工作中的情况却是与之相反，医务人员对自己的发展没有一个新的认识，没有系统性的规划，医院方面也不注重员工的职业生涯等方面的工作，导致现在很多医务人员对自己未来的工作发展感觉到迷茫，不清楚接下来的工作该如何进行。

2. 职业生涯内容亟待调整

我国的职业生涯教育多年来一种沿用一套理论，而且在校园中的职业生涯规划与步入社会后的规划大相径庭，社会上的为人处世与学校中并不相同，不能将学校中的处理事情的方式用在实际生活中，更不能理所当然的用在工作当中，所以在毕业生刚进入企业中，他们的认知程度会受到挑战，会遇到各种各样书本上学不来的问题。同时，在工作中他们会逐渐发现，自己的工作并不是像书中所描述的一样伟大，自己的知识和能力完全不够用。所以，职业生涯教育的内容存在一定的偏颇，没有结合现实实际情况，此时员工就需要对自己的职业生涯目标重新定位，因为所有的规划工作都是围绕职业生涯目标展开的，在这种情况下一旦目标改变或者出现偏差，整个职业生涯规划都会出现问题，所以在实际工作过程中，就不能用在书本中学到的所有理论知识，要结合实际情况重新规划。

（二）职业生涯规划设计方案

职业生涯规划不只是个人的事情，也涉及医院的长远发展。因此，医院可以根据不同层次我的人才制订不同的职业生涯规划，以供他们参考。在医院现有的资源条件下，为每一个人员量身打造一个个性化的方案，这对医院的发展有很大的提升，也能从这件事情上体现出医院对人才的重视。

1. 动态管理

职业生涯规划具有长期性的发展特点，因为它贯穿了人的一生工作历程，虽然规划是前期制订好的，但是随着时间的推移和工作岗位的变化，职业生涯规划也在不断调整和制订。从员工刚入职开始，医院就应该组织员工岗前培训，正如上述所说，岗前培训目的是让员工能够了解自己的工作职责，并且快速进入工作岗位，是让员工了解医院发展的快速途径；然后，岗前培训完成，员工对医院中自己的工作有了一定的了解，此时制作一些调查表格，让每一个员工都如实填写，并且要求他们根据自己的工作岗位、工作目标和工作发展制定一个规划，运用 SWOT（strength 是优势、weaknesses 是劣势、opportunities 是机会、threats 是威胁）分析法，对自己以后的职业与一定的打算。这样一来，员工对自己的职业发展有了一定的规划，而医院也能够通过员工制定的职业规划，对他们有所了解。在新员工入职后，医院应组织中级领导及各科室的带头人，将医院的发展动态和他们所工作科室的发展水平和发展情况及时准确地传达给每一个新入职的员工，这对他们的职业生涯规划是有益的，他们能第一时间了解与自己的工作相关的信息，并将他们纳入规划中。

2．全程沟通

医院在响应国家的医疗政策后会实时一定的举措，医院实施和各项举措的目的就在于能够更好地和工作人员的交流。限于医疗机构的工作比较复杂，医院能开展的沟通交流的方式并不是很多，但是只是一部分不可取，实际上与工作人员的交流方式还是有很多种的，医院可以采用逐级谈话的方式来于在职人员交流，并向上级汇报谈话内容，将工作人员的思想、工作状态等及时准确的传达；或者通过调查问卷的方式来了解员工，调查问卷的方法就简单得多，并不需要浪费太多时间，而且还能落实每个工作人员头上，只需回收问卷和问卷调查的人通过人们的回答总结出员工的需求结果，清楚他们的职业诉求，并建立工作人员的有效沟通机制。现在通信技术的日益发达，沟通的方式不仅仅限于书面和口头上，医院可以招募一些信息技术人才，开发医院的内部沟通系统，广泛吸收和采纳各方的意见，改进工作流程，做好医院的职业生涯规划的落实工作。在医院对员工开展职业生涯规划的过程中，要时刻保持沟通系统的畅通，时刻关注人们的诉求和职业走向，合理调整和制订适合多数工作人员的规划方案，并将医院的规划与个人的规划进行对比，找出差异之处，并与个人沟通，找到双方都能接受的解决方法，并通过各种培训和学习活动，帮助员工完成职业生涯规划，尽早实现他们的工作目标。在全程沟通中，医院要尊重员工个人的意愿，并将他们的意愿与医院的发展相结合，实现利益最大化，这样才能达到医院和员工同步发展的目的，得到"双赢"的局面。

三、医疗骨干人才职业规划的个性化指导

（一）自我认识

职业生涯规划的第一步就是要正确地认识自己，对自己有一个正确的评价，只有了解了自己的水平和知识的掌握情况，才能开展下一步的工作，正所谓知己才能百胜。正确认识自己，就要对自己做出客观的评价，不要妄自菲薄，也不要过分自负，对自己的评价中肯才能找到适合自己的发展规划，才能对自己以后的发展做出最合适的选择。医疗机构应该引导工作人员在工作中正确地认识自己，认识自己的途径可以包括多方面，比如一是工作的目的，是为了金钱、名声、权利、家庭或者是为了救死扶伤、治病救人，维持社会稳定；二是自己有什么擅长的事情，也就是一技之长，在哪方面能够发挥自己最大的作用；三是自己的情趣爱好到底是什么，要清楚自己从事的工作是否真的是自己所喜爱的，还是为了工作而工作，为了家庭而工作，为了金钱而工作等，要对自身有一个准确的认识，即我能干什么，我该干什么，由此确定自己该如何选择。

（二）职业发展机会的评估

职业机会是指医务人员在医疗发展这个大的工作环境中，能够对个人的发展提供有利支持的一种方式。在不同的行业中会产生和不同的机会，即使在同一个行业中，也会有不一样的机会出现。这个时候就需要医疗机构对工作人员有一个正确的引领作用，并且结合它们自身的发展状况、周围的工作环境，以及发展机会的有益性，帮助他们加强对职业机会的把握和职业环境的控制能力。医院有义务帮助工作人员分析环境因素的利弊，并给出机会选择的建议。

（三）明确目标

确立明确的目标，就是确定你成功的坐标。在一个人向往走向成功之前，我们应该对自己提问几个问题：你有目标吗？你的目标是什么？你想在你的工作中哪些地方取得成功？一个人有了发展目标，随后所有的努力和工作都是围绕目标展开的，目标规划的核心，明确目标并付诸实际行动去完成。如果没有目标，就没有了努力的方向；如果连目标都没有，又怎么会取得成功？自己的努力就好比一只无头苍蝇，到处乱撞。很多人没有取得成功的原因并不是因为他们不努力，也不是因为其他因素的影响，最主要的原因就在于他们没有明确自己的目标，努力的方向就是不明确的，所以他们的一切努力都是白费的。只有确立了目标，才能通过自身的实际情况开展工作，明确自己的职业理想，从而给工作带来足够的动力。职业生涯规划目标可以分为以下几个层次，如图 5-1 所示。

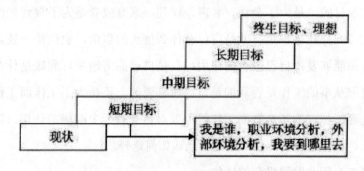

图 5-1 职业发展规划阶梯

四、构建医疗骨干人才职业发展平台

（一）加强人才提升培训

组织重点人才职业发展、教育、技能、新技术、新知识的培训，为个人职业发展创造更多机会。通过引入先进、精密、尖端设备，积极开展科学研究和新业务和技术，医院的医疗水平和其他专业水平会迅速改善。

（二）拓宽人才发展空间

医院应该改革职称评估和招聘的方式，实施岗位管理，并设置一定数量的学术领导人、储备人才、二级专业团体和部门管理骨干职位，以便扩大骨干人才的更多的发展空间。

（三）完善人才激励机制

医院应该研究和跟踪类似人才的市场待遇标准，始终保持材料的优势治疗如工资、福利和人才津贴，并整合等因素工作量，工作质量和技术水平进入绩效考核分配，以便全面调动员工的积极性。对重点人才给予职业激励和精神激励，包括主持和参与重大科研项目，参与国内外重要学术和技术交流，出国学习和培训，参与科研项目水平评估等，为医学重点人才提供展示自我的舞台。

第六章 医疗机构的组织构建

第一节 医疗机构的规划设置

一、医疗机构的规划布局

医疗机构的概念就是国家或个人依据法律的程序，以服务社会大众健康为宗旨，履行治病救人、防治疾病的职责而设立的卫生服务机构，其主要形式有医院、卫生所、卫生院等。医疗机构的建立，必须要符合《医疗机构管理条例》的规定，《医疗机构管理条例》是由国务院卫生行政部门制定出来的，同时也是医疗机构设置规划的基本标准。

医疗机构的规划布局是区域卫生规划的重要组成部分，是为了合理配置和利用现有的医疗资源，避免资源浪费和医疗机构的重复设置的有力举措。同时医疗机构的规划布局也是城乡建设发展总体规划布局的组成部分，更是卫生行政部门审批的有力依据。医疗机构规划布局的目的就是要统筹医疗机构的数量、规模和分布形式，充分利用好现有的医疗资源，合理的做出统筹规划，更好地为社会大众的健康医疗服务。

医疗机构的规划布局必须由县级以上地方人民政府卫生行政部门根据本行政区域内的人口数量、医疗资源、医疗需求和现有医疗机构的分布状况，制定本行政区域医疗机构设置规划，经上一级卫生行政部门审核，报同级人民政府批准后，在本行政区域内发布实施。机关、企业和事业单位可以根据需要设置医疗机构，并纳入当地医疗机构的设置规划。医疗机构的设置规划分为省、市、县三级。省级卫生行政部门制定医疗机构设置规划的重点是 500 张床位以上的三级医院、重点专科和重点专科医院、急救中心、临床试验中心等医疗机构的配置；地级市卫生行政部门制定医疗机构设置规划的重点是 100 张床位以上的医疗机构及二级医疗机构的配置；

县级卫生行政部门制定医疗机构设置规划的重点是 100 张床位以下的医疗机构的配置。

二、医疗机构的设置

医疗机构的设置规划应当以人为中心，以人人享有基本的医疗卫生服务为出发点，坚持协调发展、统筹兼顾的科学发展观，建设出可以覆盖社会大众的医疗服务体系，为人民群众提供健康、安全、有效、方便、便宜的医疗卫生服务。医疗机构的设置规划主要应遵循以下几个原则：

（一）医疗机构设置的原则

1．公平性原则

医疗机构的设置要从当地医疗资源的实际情况出发，面向全社会，服务大众，充分发挥出现有的医疗资源水平。现阶段的医疗机构发展主要是以农村、基层为设置重点，严格地控制好城市医疗机构的发展规模，保证社会全体大众特别是广大农民都能人人享有基本的医疗保障服务。

2．整体效益原则

卫生医疗机构的设置要满足社会整体效益的原则，要符合当地卫生发展情况的总体规划要求，充分发挥出医疗系统的整体功能，合理地对医疗资源进行配置，满足医疗布局的整体效益和发展。

3．可及性原则

医疗机构的设置要考虑人民大众的方便性，要选在交通便利、半径适宜、布局合理的位置。

4．分级原则

医疗机构的布局应有效合理地充分发挥出医疗资源的效用，确保医疗机构的卫生服务质量。按照医疗机构的功能、规模将其成不同的等级，实行不同的管理方式，建立完善的医疗服务体系。

5．中西医并重原则

医疗机构的设置要遵循卫生工作的基本要求，保证中西医都有丰富的资源，对医疗机构进行合理的资源配置。

（二）医疗机构服务体系的框架

第一，医疗机构要建立中西医结合的卫生医疗服务体系。

第二，医疗机构要建立急求医疗服务体系。急求医疗服务体系应由救护中心、急救站和医院急诊部门组成，急救医疗服务体系要缩短服务半径，形成急救服务网络。

第三，按照医疗预防保健网和分级医疗的概念，要对医疗机构规划出合理的层次，要做到医疗结构框架合理、各个岗位功能到位。结合我国现有阶段的国情，建立分级医疗体系的总体服务框架，便于发挥整体的医疗资源功能。

第四，医疗机构应大力发展中间性医疗服务和医疗设施，充分发挥出医疗机构的作用，合理地对病人做出分流，以促进医院的可持续发展。

第二节 职位分类与评定

一、职位的概念

企业职工的职位分类与评定是劳动人事管理的基础工作之一。职位是指企业赋予每个职工的职务、工作任务及其所承担的责任。职位是职工的职务、工作任务和责任的统一，是劳动人事管理的基本单位。职位是以"事"为中心，将工作任务、责任分派给每个职工，因此职位可能由职工长期或短期专任、兼任，也可能出现空缺。职位并不是一成不变的，随着工作任务和责任的变化，职位本身也将发生变化。职工与职位不同，职工是执行工作任务、承担工作责任的人。先有职位后有职工，职工应由职位来确定。职位不依附职工而独立存在，倘若职工离职，其职位依然存在。职称与职位也不同，职称是反映职工本人的学术（技术）水平、业务能力和工作成就的称号。内容相同的职位，可能有不同的职称；内容不同的职位，可能有相同的职称。

职位分类是人力资源管理的一种基本的方法，它是以客观存在的事实为基本点，将企业中所有的岗位，按照工作的性质做出一系列的分析比对，并根据一定的标准和情况，把每一个岗位都归入相应的类别，以作为劳动报酬、奖惩政策、考核晋升的基本依据。职位分类是劳动人事管理的一种基本方法，它是以客观存在的事实为根据，将企业中所有的职位，按其工作的性质、任务的繁简难易程度、责任的大小、承担本项工作的资格及条件，加以分析比较，并根据一定的标准，把每一个职位都归入适当的等级档次，以作为劳动报酬和任用、考核晋升、调配、奖惩职工的基本依据。

劳动人事管理的总目标是要不断提高工作效率，而"人称其职，人尽其才"正是实现这一总目标的重要前提。所谓"人称其职"就是为事择人，选派合格的职工担任适当的工作。所谓"人尽其才"就是通过物质和精神的鼓励，使职工的智慧和才能得到充分的施展。这两者的关系，归纳起来实质上就是职位、资格与报酬的关系。一般来说，工作越是复杂，就越需要指派资格高、条件好的职工，而职工所付出的劳动量越大，其得到的劳动报酬也就越多。科学化的劳动人事管理就是要通过职位分类与评定，使三者始终保持正比例的关系。

对企业或单位的职位进行严格的分类，就是将具有相同特征的事项加以合并，形成专门化、系列化的工作程序。就像一家百货公司为了方便顾客和加强管理，将性质相同的商品归类，划分出成衣部、电器部、布匹部、鞋帽部、小百货部、日用杂品部、家具部、玩具部等。为了全面掌握职位分类的方法，保证职位分类的正确性，需要弄清以下几个概念：

（一）职级

职级就是指在企业中工作岗位性质、任务的难易程度、责任的大小划分以及条件类似的各个职位的集合。它是由若干职务相同的职位构成的集合体。例如，某办公室有两台打字机，需设立两个职位由两名打字员担任，因为这两人的工作完全相同，故他们属同一职级。如若其中一人除了担任打字工作，还兼任他职，因工作任务和责任发生变化，他们不再同属一职级。

（二）职等

职等的概念是指各个工作岗位的性质不同，但是工作的难易程度、责任大小以及所需资格条件相同或类似的职位的集合。职等所表示的是不同职系中职位之间的横向关系，其目的在于寻求不同职系同一职等的待遇平衡。

（三）职位

职位就是指企业赋予每位员工的职务、工作任务及其所承担的责任。进一步而言，职位就是员工的职务、工作任务和责任的统一，职位的意义在于其以"事"为中心，将工作、任务和责任分派给每位员工，职位不但可能由员工长期或短期专任、兼任，也可能出现空缺，而且随着"事"的变化，职位本身也将发生变化。

二、职位分类与评定的一般步骤

第一，做好职位分类的各项准备工作，包括组织准备和技术性的准备。

第二，深入现场调查研究，收集下列各项资料：劳动组织和生产组织的状况；企业组织机构和管理系统图；工作流程图；办事细则；经济（岗位）责任制度；职工手册、工资表；其他资料。

第三，进行职位调查。调查对象一般来说包括在职人员、各部门主管人员和其他相关人员。职位调查包括四个方面：初次分类调查；职位归级调查；职位重新分类调查；新设职位调查。

第四，职务分析与评定。职位调查完成后，必须对调查的结果进行分析和评定。职务分析的主要目的是要掌握职位的基本内容，为职务评定提供依据。

第五，制定工作说明书、岗位规范（职级规范）。

第六，职位归级。所谓"职位归级"就是将各种职位的责任、职务，与职级规范所列出的要素对照比较，分别归入适当的职级之内。职位归级通常可分为：初次归级，即将现有的各种职位，分别归入于各种职级中；继续归级，将新设立的职位，归入适当的职级中。

三、职位分类与评定的核心——职务分析

职务分析是合理地进行职位分类的出发点或前提，又被称为工作分析，它主要指对企业中各个职务的设置目的、性质、任务、职责、要求条件、技术与环境条件及相关因素进行全面系统的描述、记载、分析和研究，由此制定出岗位（职级）规范、工作说明书等人事文件的过程。职务分析的内容主要包括以下几点内容：

第一，职务名称的分析。职务名称的分析是指用简洁准确的文字对本职务工作进行概括，包括工种、职称、等级等项目。

第二，工作任务的分析。工作任务的分析主要调查企业中各个职位的任务性质、内容、形式，执行任务的步骤、方法，使用的设备、器具以及工作影响的对象等。

第三，工作职责的分析。工作职责的分析是指对本职位任务范围进行分析和对职位的责任大小、重要程度进行分析。

第四，职位关系的分析。职位关系的分析是指该职位与相关的上下左右各职位之间的关系。

第五，是职位对职工的知识、技能、经验、体力、心理素质等资格条件的分析。

需要指出的是，职务分析并不是简单机械地收集和积累某些职位信息，而是要对各职务的特征和要求做出全面考察。因此，职务分析决不能停留于表面现象，而是要深入地揭示各职务的构成和关键要素，从而制定出符合实际的工作说明书和岗位规范。目前，企业中正大力推行岗位责任制，而职务分析的是否切实公平将最终决定岗位责任制的成效。因而，企业人事行政绝对不能忽视职务分析工作的重要性。

四、职位分类与评定的延续——职务设计

有了科学的职位分类与评定以及在此基础上建立的明确的岗位责任制，才能建立高效精干的管理机构和生产组织。在这些工作完成后，企业人事行政仍然需要进行相关的工作设计，即职务设计，用以满足企业经营活动的要求。

职务设计就是指根据企业发展需要以及员工发展的需要，规定某个职务的任务、责任、权力以及在企业内部与其他职务的关系的过程。之所以认为它是职位分类与评定的补充，理由在于职务分析主要是对企业现有职务的客观描述，而职务设计是对现有职务规范的认定、修改或新设职务的完整描述，它需要利用职务分析的信息。动态的职位分类与评定是应当包括职务设计在内，但一般来说，为了突出职务设计的重要性，而把它看作是职位分类与评定的补充或者修正。职务设计对企业来说具有很大的必要性，这主要体现在以下四个方面：

第一，企业成立新的组织、部门，必然需要进行职务设计。

第二，企业规模、档次、生产工艺等的改变，原有的职位分类与评定已经不适合企业发展的要求。

第三，企业在职的员工在一定时期内难以达到岗位规范的要求，而且也无法通过招聘等手段获得合格的人选，企业只能重新进行职务设计，降低岗位规范所要求的资格条件。

第四，由于原有职位分类与评定由于环境的变化等原因，无法起到对员工的激励作用，相反，甚至出现不公平的现象。

第三节 医疗机构行政部门工作职能

一、医院行政部门的工作职能

（一）院长主要职能

第一，院长作为医院的法人代表，全面负责医院的各项工作。

第二，院长要负责医院的医疗业务、行政指挥、经营管理和发展规划的领导与管理工作。

第三，院长要制定和完善医院的各项管理方案，决定医院具体的规章制度，规范医院的工作程序。

第四，院长要建立健全医疗规章制度，制定医疗技术操作常规，确保医疗质量和医院安全。

第五，院长要制定医院的机构设置方案、人员编制方案和薪金分配方案等。

第六，院长要决定副院长、总会计师、总经济师、科室主任、副主任、护士长的聘任与解聘。

第七，院长要加强医院文化管理，塑造医院良好的社会形象。

第八，院长要强化员工的职业道德教育，落实便民、利民服务措施，确保为广大群众提供质优价廉的医疗服务。

第九，院长要注重医院经营效益，确保医院资产的保值、增值。

第十，院长要保证医院的合法经营和保障员工利益的不受侵犯。

（二）业务副院长的主要职能

第一，业务副院长要在院长的领导下，协助院长负责医疗业务、科研教学的领导与管理工作。

第二，业务副院长要督促检查医疗机构的医疗制度、医疗规程的落实情况，不断提高医疗机构的医疗水平和质量。

第三，业务副院长要负责医院的新技术和项目的引进和开发，要在技术水平上增加医院的发展实力。

第四，业务副院长要协助院长制定医疗工作的年度、季度、月度计划，保证各项医疗任务的落实。

第五，业务副院长要做好医护人员的继续医学教育，对整个医护队伍思想道德素质和专业技术素质的提高负责。

（三）行政副院长主要职能

第一，行政副院长要在院长的领导下，协助院长负责全院的行政领导与管理工作。

第二，行政副院长要组织医院各种会议的召开，检查各科室对医院政策的执行，督促科室对医院各项决策的落实。

第三，行政副院长要负责医院员工聘任与管理的具体事务，维护员工的合法权益，对员工能否享有各种社会福利待遇负有检查落实责任。

第四，行政副院长要负责医院治安保卫、环境绿化美化以及一切后勤保障支持工作。

第五，行政副院长要负责社区公共关系、新闻宣传等工作。

（四）办公室的主要职能

第一，办公室的主要职能就是要本着以院领导、机关、临床、一线和病人为服务对象，积极地沟通好医疗机构中内部和外部的关系，协调好各个方面的工作，要起到内外连接的作用。

第二，办公室还要对医疗机构的文书处理、档案管理、公务接待、来信来访等做好工作。

第三，办公室要负责安排好医疗机构中的各种会议，做好会议的记录工作，对会议中下达的各种工作进行落实。

第四，办公室要负责起医疗机构的决策和调研等工作，要负责机构中的综合性工作计划、报告等有关材料的草拟和下达等任务。

（五）信息部主要职能

第一，信息部要编制上级规定的报表和提供医院医疗、教学、科研、人力资源、财务经营等统计资料。

第二，信息部要做好病案的回收、整理、索引、编目的归档等工作，提供教学、科研和临床所需要的病案。

第三，信息部要信息部要定期分析医院的各类统计信息资料，为院领导进行科学决策提供依据。

第四，信息部要广泛收集国内外的医学信息，为医院各科室提供最新的专业情报资料。

第五，信息部要根据医院信息管理的需要，编制计算机软件，研究医院的信息开发与管理。

（六）社区公关部主要职能

第一，社区公关部要研究医疗市场竞争环境，制定医院经营与营销策略。

第二，社区公关部要搞好医疗机构与政府、社区以及社会保障等部门之间的关系，要注重医疗机构在人民群众心中的形象，并且要经常展开问卷性的调查活动，对医疗机构的形象进行要就和分析。

第三，社区公关部门要对病人的需求进行调查了解，经常走访社会各界人士，征求对医院的服务意见，督促医院领导和各科室重视优质服务，并想尽一切办法让病人满意。

第四，社区公关部门要与新闻媒体保持良好的关系，有计划地进行广告宣传活动，塑造医院品牌形象。

第五，社区公关部门要对医院的医德医风、文明服务进行督察指导，对重要贵宾来院治疗进行接待与服务。

（七）人力资源部门的主要职能

第一，人力资源部门要根据医疗机构的经营状况和目标，根据医院的发展情况，对人力资源工作进行决策与管理。

第二，人力资源部门要根据医院人员需求计划和业务部门要求，组织人员招聘、面试、考核和上岗安排。

第三，人力资源部门要负责员工的岗前培训、继续医学教育和专业技能培训，促进员工职业道德素质和专业技能素质的提高，帮助员工进行个人职业生涯设计。

第四，人力资源部门要对员工进行绩效考核，根据考核结果核定薪金待遇、提职和晋升。

第五，人力资源部门要完成医疗机构日常的考勤、薪金核定、社会保险费用交纳等事务性工作。

（八）财务经营部门的主要职能

财务经营部的主要职能包括以下两点内容：

第一，财务经营部门要管理好医疗机构的全部资产，对机构的资产进行负责，实现医疗机构资产的保值和增值任务。

第二，财务经营部门要根据医疗机构的实际发展情况制定出经营发展需要的财务预算工作，合理地安排好医疗机构的收支，同时也要监管好医疗机构中的一切财务活动。

二、人力资源管理的影响力分类

（一）领导力

在任何一个组织内，每个人都会或多或少地影响着身边的每一个人，同时也会受到他人的影响，因为领导力就是一种特殊的人际关系影响能力，所以，每个企业或是机构的员工都具有一定的潜在和现实的领导力。领导力的表现主要有以下几个因素：领导者的个性特性和领导技术；员工的主观能动性；领导与员工之间的关机以及互动频繁积极；企业或机构的目标制定实现过程。领导力也可以分为以下两个层面：第一，个体领导力。个体领导力对于企业或机构来讲，就是各级的管理者和领导者个人的领导能力。第二，组织的领导力。组织领导力就是整个企业或者机构的部门组织作为一个整体，对其他组织或员工个人的形象力，比如，企业文化、企业愿景、组织的战略和组织的执行能力等。

（二）法定影响力

法定影响力，又被称为权利性影响力、强制性影响力，源于群体的统一意志。法定影响力的大小取决于权力主体掌握资源的多少，包括物质资源、社会资源和精神资源。当领导者职位越高时，控制的资源越多，对他人的影响力也就越大。法定影响力的特征主要表现在以下几个方面：

第一，强制性。权力性影响力是由社会赋予个人的职务、地位、权利等形成的，它是权力拥有者对人的行为发生作用的一种控制力和约束力。

第二，赋予性。领导者担任的职务是由上级和组织任命的，因而，由领导者的职权产生的影响力也就具有赋予性。

第三，范围性。权力性的领导力是建立在一定的直接上下级关系基础上的，这样领导者才能对被领导者产生权利的影响。

第四，无差异性。因为权力性的影响力是由本身的职务权利产生的，因此，领导者必须具有一定的位置权利，才能对被领导者产生影响。

（三）非权力性影响力

非权力性的影响力指的是由领导或个人自身的素质修养形成的一种自然性的领导能力，它既没有上下级直接授予的形式，也没有特定性的约束，更没有合法权利形式的命令式服从。非权力性影响力要比权力性影响力的范围广并且持久，因为非权力性影响力是领导者的自身修养、素质学识、生活态度、工作态度以及为下属或他人考虑中形成的，是让员工心服口服的一种影响能力。在权力性影响力的作用下，被影响者的心理上大多都是舒适的顺从或者依赖，转变为行动上的执行。非权力性影响力的特点主要表现在以下几个方面：

第一，非权力性影响力是一种自然的影响力。非权力性影响力靠的是领导者发自内心的情感，其表现为领导者对待工作的态度以及对下属员工的态度，并决定下属员工是否是发自内心的顺从。

第二，非权力性影响力的影响面广。在一些企业中，非权力性影响力往往靠着领导自身的素质修养以及多方面的所作所为，可以超出自己的领导职权范围之内，在更大的范围之内对其他非下属员工产生影响。

第三，非权力性形象力具有实践性和动态性。非权力性领导力不是领导者与生俱来的，它是在实践中一点点积累出来的，所以具有实践性。而动态性指的是领导者在领导活动的实践过程中，会随着领导的一系列因素，非权力性领导力可能不断地增强或者减少。

（四）领导形象

领导形象指的是在企业或者机构中，社会大众或者下属员工对领导者的品德、素质、作风、能力等方面所形成的综合性的整体印象和评价。领导形象的概念主要有以下几个方面的解释：

第一，领导者是领导形象的载体。领导者是领导形象建立的组织者和实施者，一方面，领导者可以通过在其行驶职位权利的时候，所显示出来的素质、行为、态度和精神风貌来展示其领导的形象；另一方面，领导者可以通过利用大众媒体等途径使大众在了解领导者在工作中的态度和作为的基础上形成对领导的印象。

第二，领导形象是领导者的整体印象和综合性评价。领导者的印象和评价是在社会大众的心理累积出来的，事实上，领导者的第一印象很重要，因为第一印象一旦在大众的心目中形成，以后的领导形象便是大众从领导者的各个方面加以分析和判断总结出来的综合评价。

第三，领导形象的评价者是社会大众。领导形象的感受者和评价者往往都是社会大众，一方面，领导者要想开展工作，就必须要接触到社会大众，而社会大众会根据在与领导的沟通和工作过程中，逐渐形成对领导者的印象。另一方面，社会法中是选举、罢免、监督领导权利的主体。

三、医院人力资源管理者的分工

表 6-1 医院人力资源管理者角色分工

角色	行为	结果
战略伙伴	医院战略决策的参与者，提供基于战略的人力资源规划及系统解决方案	将人力资源纳入医院的战略与经营管理活动当中，使人力资源管理与医院战略相结合
顾问	运用专业知识和技能研究开发医院人力资源产品与服务，为解决医院的人力资源问题提供咨询服务	提高医院人力资源开发与管理的有效性
员工服务者	与员工沟通，及时了解员工需求，及时为员工提供支持	提高员工的满意度，增强员工的忠诚度
变革推动者	参与变革与创新推动人力资源在医院变革过程中的实践	提高员工对医院变革的适应能力，妥善处理在医院变革过程中出现的各种人力资源问题

表 6-2 人力资源管理的责任承担

职位	担任的角色	承担的责任
院级领导	人力资源战略的倡导者、人力资源政策的制定者、领导团队的建设者、人力资源政策导向的把握者、自我管理者	从大局着眼于把握未来人力资源发展方向，倡导医院各级管理人员关心人力资源问题，承担人力资源管理责任
人力资源部门	人力资源开发与管理方案的制定者、人力资源政策和制度执行的监督者、人力资源管理人员的专业化	人力资源部门从权力机构转变为专业化秘书、咨询机构、对医院人力资源管理起决策和支持作用
科室主任	人力资源管理政策和制度的执行者、人力资源具体措施的制定者、人力资源管理氛围的营造者	是医院人力资源管理和医院文化最直接的体现者

职位	担任的角色	承担的责任
员工		有他律到自律、自我开发与管理、心理契约、团队管理、学习型人才与学习型组织、职业生涯管理、跨团队职能的合作

表 6-3 医院人力资源部与科室在人力资源管理中的职责

职能	工作内容	科室职责	人力资源部职责
选人	工作分析 岗位设计 人力预测 招聘选拔	协助提供需求计划、任职资格条件、参与照片选拔、协助做出用人决策	对各项活做出规划，负责招聘、选拔
用人	工作指派 与领导沟通 授权协调 人力运用 指导咨询	协助进行工作指派、沟通协调、授权等工作	协助建立医院内层级负责机构协调等各项规章制度，并督查执行情况
育人	在职培训 教育培训 生涯规划 个人发展	主要负责岗位培训和业务提高，为员工营造适合他们工作和发展的良好氛围	负责职业训练及与培训活动有关的其他活动的配套设计
留人	绩效考核 薪酬福利 职务晋升 内在激励	评估员工业绩贡献，给予相应的薪酬待遇和发展机会	研究制定绩效考核方案，制定薪酬政策和晋升政策，建立完善的激励机制

表 6-4 医院人力资源部的主要职责

职责要点	任务描述
制度规划	组织解读《劳动法》《劳动合同法》及地方有关的劳动法律法规，根据相关法律、法规的规定，负责医院有关人力资源管理制度的拟定、修改、完善和实施等工作，确保医院人力资源规划和各项政策措施符合法律规定
人力资源配置规划	编制医院黏度人力资源规划，包括部门与科室设置、床位编制、岗位位置、人员编制等，经医院领导批准后予以组织实施
人力成本管理	建立人力资本会计体系，对人力资源费用进行元素按惯例，包括招聘费用、调配费用、奖励费用以及其他非员工直接福利待遇，包括与人力资源开发利用有关的费用

表 6-5 人力资源部的主要职责

职责要点	任务描述
岗位管理	实施以原岗位分析，组织修订《医院岗位说明书》；根据国家人事政策、制度和有关职称管理规定制定医院专业技术人员设岗方案、聘任考核与
招聘调配	组织制定医院的人才招聘方案及招聘流程，会同医院相关业务部门和科室在规定时间内共同完成招聘任务；根据相关制度和政策，制定内部员工调配管理制度，并贯彻实施管理办法并组织实施，负责全院专业技术人员职称推荐、申报、考试、晋升等手续的办理

职责要点	任务描述
培训管理	组织全院职工教育与人才培养的规划工作，提出全院员工的培训教育计划（非专业技术类），并组织实施；制定全院新进人员岗前培训（非专业技术类）计划，并组织各科室部门实施
绩效管理	制定医院各部门、各科室绩效考核方案；组织开展全院绩效考核工作，并在科室实施考核时进行督导；汇总各科室、各部门的绩效考核结果
薪酬管理	调整薪酬结构，做好员工工资调整及报批工作；根据科室或部门考核结果，按医院薪酬方案及相关规定核算科室绩效工资，指导科室开展员工绩效工资的发放工作
福利管理	配合财务部做好职工社保及相关配套政策的落实工作来制定针对困难补助的相关措施，做好困难补助的申报、审核和统计工作，按期发放补助并及时了解职工生活情况
纪律管理	制定考勤、休假等人事管理制度，依规定审批各种假期，办理员工的探亲、婚、产、丧、病、事假手续
离退休管理	办理员工的退修、退职手续；配合工会做好退休员工的节日慰问、伤亡抚恤等管理工作；关爱帮扶离退休人员，及时解决离退休人员反映的有关问题
人力资源信息管理	管理全院员工认识档案，认真收集归档资料，及时变更调整信息资料，进行科学管理、分类、归档，并按规定执行查阅、转递档案手续

第七章 薪酬制度

第一节 员工薪酬

一、薪酬的概念和主要内容

薪酬分为两个部分，一部分为薪，即薪资，所有可以用金钱或物质来衡量的都可以视为薪资；另一部分则为酬，即酬劳、酬谢，通常是针对精神层面的。而员工薪酬是指员工向企业（单位）提供劳动、完成规定责任或工作后而获得的各种形式的酬劳。员工薪酬一般由基本薪金、红利、绩效薪酬以及股票期权计划等组成。

（一）基本薪金

薪金就是人们通常理解的工资，通常指企业（单位）定期以货币形式给付员工的劳动回报。不同的企业（单位）薪金的组成或多或少会有些差别，但一般都会包括基本工资、职位工资、司龄工资、技能工资以及其他基本薪酬。每个企业的基本薪金几乎不会有所变动，所以又被叫作"不变薪酬"。

（二）红利

红利是公司分配利润的一种方式，也可叫作分红。有些公司将红利作为员工薪酬的一部分发放给员工。这样做的主要原因在于当员工拥有所在公司红利后会提高对企业的忠诚度，同时调动员工的积极性。当然使用这种方式的企业分红大都与员工绩效相关，员工获得分红的多少与其自身的工作绩效存在正相关。红利的发放与基本薪金不同，通常是在企业利润结算或年终计算后发放，当然分红前要结合员工的绩效评估进行综合考虑。

（三）绩效薪酬

绩效薪酬是企业（单位）为调动员工积极性，根据员工工作绩效发放的奖励薪金，绩效薪酬的多寡与员工工作绩效成正相关。因此，员工绩效薪酬并不是一成不变的，且其形式也是多种多样的。绩效薪酬是企业根据自己经营需要，结合多方面因素而设定的。生产企业中常见的计件工资、销售提成都属于绩效薪酬，绩效薪酬还包括绩效分红，以及随员工绩效而变化的浮动工资和其他方式的绩效薪酬。绩效薪酬的特点是并非统一固定的，所以又被称为"可变薪酬"。

（四）股票期权计划

股票期权计划是另外一种薪酬构成，实质上的股票期权计划就是将企业股权变成薪酬并达到激励员工这一目的的整个过程。目前，股票期权计划采用较多的有员工持股计划、股票期权这两个主要方式。

二、薪酬的作用

（一）保障作用

劳动力是企业生产经营的第一要素，而员工就是企业重要的劳动资源。员工为企业提供劳动最主要的原因就是要通过薪酬的获得来保障员工本身及家庭的基本需求，另外就是满足员工及其家庭成员的发展需要。只有在保障了员工及其家庭的基本生活和发展需要，才能保障社会劳动力的生产和再生产。在员工薪酬中，最能体现薪酬保障作用的就是具有稳定特性的基本薪金，基本薪金的存在至少保障了员工的基本所得，使员工安心工作，并获得安全感。

（二）激励作用

人们工作的目的就是获得一定的价值，这个价值包括物质价值和精神价值，一家企业的薪酬也恰是这两者的组成，对员工具有一定的激励作用。首先，一个具有良好工作环境和发展平台，以及较为丰厚的薪酬对企业员工的吸引力是极大的，可以为企业吸引各种优秀人才，为企业的人力资本做积累；其次，在优越的薪酬鼓励下，企业员工为拿到更多更好的报酬，就会积极努力的工作，激发员工潜能；最后，每个企业都有其自身的薪酬制度，企业可以通过有效的、不同的薪酬组合来增强企业的凝聚力，让付出了努力的员工得到应有的回报，提升了企业员工的归属感和责任心，使得企业的人才得以保留。

（三）综合发挥薪酬的两大作用

不同种类的薪酬，会有不同的作用。有时薪酬作用中的保障属性要比激励属性高，有时薪酬作用的激励属性高于保障属性。在设置员工薪酬的时候，企业必须要考虑这些薪酬的特性，以便综合发挥薪酬的作用。

三、薪酬的功能

薪酬联系着企业与员工，是企业为员工付出做出回报的重要手段，一方面，薪酬是劳动者的主要收入来源；另一方面，薪酬是影响企业经营成本和利润的重要因素。薪酬是可以看作是员工与企业的利益交换，探讨薪酬功能时，可从企业以及员工两方面着手。

（一）对员工的功能

1. 经济保障功能

为保障自身及家庭的基本生活水平，员工通过为企业服务而获得薪酬。对于多数人来说，薪酬是员工收入的重要组成部分，是员工日常衣食住行，和休闲娱乐、学习教育、自我提升等方面需求的主要经济保障。

2. 激励功能

企业组织目标和发展战略的制定与实施离不开成本规划，员工薪酬是企业经营成本重要组成部分，所以企业的薪酬体系可以反映出它的组织目标和发展战略，进而体现经营管理者的发展策略以及经营意图。员工对企业薪酬体系的感知是敏锐的，薪酬的变动会影响员工对工作的积极性。比如，薪酬组成之一的绩效工资就是为体现对员工辛勤工作的肯定而制定的。所以说，要想企业可持续地发展下去，就需要一套完善的薪酬制度和激励机制来调动企业员工的积极性和创造力，让员工持久的保持热情。反之，不合理的薪酬制度会给员工一种不平衡感，久而久之就会造成员工之间的不团结、缺乏凝聚力、无心工作、人才流失等现象的发生。

3．社会信号功能

员工所得薪酬依靠的是自身能力，薪酬的高低与其对企业的贡献有着直接的关联，对企业贡献程度高，甚至有决定企业发展走向的员工在企业中的地位与作用绝不会是可有可无的，他们的重要性直接反映到其利益所得上。而且，在日常生活中，人们认识一个人的主观分辨因素就是这个人的经济收入，通过合法收入的高低，人们基本可以判断出其家庭经济、交际层次、职业类型、教育背景等情况，有时甚至可以判断出此人的宗教信仰以及政治取向。

（二）对企业的功能

1．成本控制功能

企业人力资源成本是企业发展进程中不可忽视的重要支出，对任何企业来说，薪酬体系是否合理完善对企业在人才市场的竞争能力有着绝对的影响。优越的薪资待遇是吸引人才、留存人才的主要条件，要想在人才市场具有较高的竞争力，企业就必须要制定有效的、较高的、合理的、符合企业发展利益的薪酬制度。如果没有优越的薪酬体系，企业就没有明显的竞争优势，就不能吸引大量的人才为己所用；员工得不到理想的薪酬，他们对工作的积极性与对企业的忠诚度、归属感都会下降。但是，高薪酬带来的直接影响就是人力成本的提高，为平衡较高的成本，企业通常采取的措施是提高产品价格，在同等质量的情况下，较高的产品定价将导致产品市场竞争能力的下降。因而，成功经营企业，在制定薪酬体系制度时，不能只偏重招揽人才，同时还要考虑人力成本对企业的影响，做好成本控制。

2．改善经营绩效功能

薪酬在激烈的市场竞争中，已经不再是简单的人力资源管理体系中的一个因素，企业经营战略和经营绩效都受到了薪酬的影响。薪酬是企业向员工传递发展意图的一种信号。对于求职人员来说，薪酬是企业吸引人才质量和数量的关键因素；对在职员工来说，薪酬的高低直接影响着企业员工的工作积极性以及工作绩效。薪酬是企业组织价值观、绩效标准，以及经营绩效的直接反映，薪酬引导着企业员工工作行为、态度以及业绩走向，影响着企业组织所期望的发展方向。员工的工作成绩优异或者其工作行为符合企业发展目标，能够促进企业发展，企业将给予其相应的报酬，相反的则会受到处罚，甚至是直接辞退。通过薪酬制度的引导，员工工作积极性和最终的工作绩效都会沿着企业期望发展，从而达到提高企业经营绩效，为企业创造最大价值的目的。

3．塑造和强化企业文化

合理的薪酬制度还有塑造和强化企业文化的作用。比如，团队薪酬制度的制定就是为了避免员工各自为战、只注重自身业绩、加剧员工彼此竞争，造成企业内部恶性消耗等现象的发生，团队薪酬制让一个工作团队成为利益共同体，员工彼此之间加强了合作意识，提高了凝聚力，使团结友善、倾情合作、积极奉献成为企业组织文化的主流。薪酬是员工的工作行为和工作态度的引领者，合理完善的薪酬制度应与企业文化相辅相成，否则就会给企业带来难以逆转的消极影响。

四、员工薪酬的主要影响因素

影响企业发展的诸多因素中，人力成本是不可忽视的存在，是重要因素。所以构建薪酬体系时，要考虑影响薪酬水平的各方面的因素，通常需要从外部因素、内部因素以及个体因素 3 方面加以考虑，如图 7-1 所示。

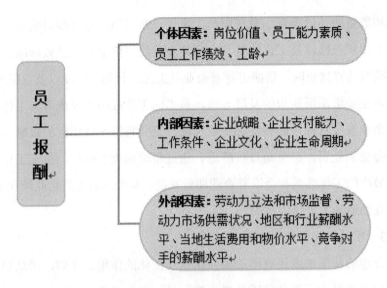

个体因素：岗位价值、员工能力素质、员工工作绩效、工龄

内部因素：企业战略、企业支付能力、工作条件、企业文化、企业生命周期

外部因素：劳动力立法和市场监督、劳动力市场供需状况、地区和行业薪酬水平、当地生活费用和物价水平、竞争对手的薪酬水平

员工报酬

图 7-1 员工薪酬的主要影响因素

（一）市场外部因素

1. 劳动力立法和市场监督

企业薪酬管理是否合理、符合国家的相关管理规定需要一个判断的标准，这就需要法律法规和政策保障。在不同的发展时期，国家会改变经济政策来抑制通货品膨胀或刺激消费，相应的为适应经济发展需要调整相关的薪资政策。我国法律明确规定了最低薪酬水平、节假日工资、加班工资的标准，对社会保险方面也有强制性的要求，企业的薪酬制度要符合劳动力立法要求，要接受市场监督。

2. 地区和行业薪酬水平

不同地区、不同行业的薪酬水平也各不相同。通常，劳动密集型行业的薪酬水平往往会低于知识密集型行业的薪酬水平；在不同的地区，薪酬水平因经济发展程度的不同而有所差距，如经济发达地区的一线城市的薪酬水平通常高于经济欠发达地区的三线城市薪酬水平。为了保持企业在当地劳动市场薪酬的竞争性及控制成本的需要，企业薪酬水平要与行业、地区发展水平相适应。

3．劳动力市场供需状况

优越的薪酬水平是企业在劳动力市场占有优势地位的关键条件。根据市场规则，供大于求时，产品价格有下降的趋势；供不应求时，产品价格有上升趋势，在人才市场中也同样逃脱不了这样的规则。在特定的情况下，劳动力市场上供给者和需求者（即求职者和企业）做出的决定与他们决策和行为都脱不开关系。因此，在市场经济条件下，劳动力市场供需状况影响着企业薪酬水平的确定。

（二）企业内部因素

1．企业战略

企业战略选择影响着企业薪酬水平制定。关于薪酬成本的企业战略，主要包括两个方面：一个是成本领先战略，另一个是差异化战略。企业实行成本领先战略就要考虑控制薪酬成本问题；实行差异化战略就要在薪酬上给予优待，从而帮助企业招揽人才、留存人才。

2．企业支付能力

员工薪酬水平与企业支付能力有直接关系，企业支付能力是由企业经营状况而决定的。经营状况较好的企业，企业的支付能力会增强，相对的企业薪酬水平也会较高。通常，在相同或类似的环境下，大企业的经营状况会优于中小企业的经营状况，大企业的支付薪酬的能力也就相对较高。

3．工作条件

好的工作条件为员工努力工作、提升工作效率创造良好条件，也是员工薪酬的补充。在一些企业，员工的薪酬相较于其他同地区、同行业的企业薪酬水平低一些，但他们有舒适办公环境、弹性的工作时间等优越的工作条件。相反的，在工作环境较为恶劣条件下，为留存员工企业支付的薪酬也就较高。

4．企业文化

企业各项体系机制的建立都是立足在企业文化之上的，薪酬体系也同样如此，企业文化影响着薪酬体系的建立。如某企业的文化是以业绩为导向的，那么其薪酬组成中，浮动薪酬或绩效薪酬的比重就会较大；如某企业的文化是以创新为导向的，那么其薪酬体系制定是就会更多地考虑到工作创新的激励策略；如某企业的文化强调的是团队合作，那么其大都会有团队薪酬制度。每个企业的企业文化都不是一成不变的，会随着企业发展、战略需要、企业价值观的转变而变化，所以企业的薪酬制度也会产生相应的变化。

5．企业生命周期

在企业发展的不同阶段，也就是不同的生命周期上，企业会根据当前企业实际的经营状况确定薪酬水平。比如，在企业的创业阶段，受到利润限制，企业可以采用滞后型薪酬政策控制成本，使企业能够更好地生存下去；在企业高速发展的阶段，企业在积累了相对较多财富的同时，也需要吸引大量劳动力，此时企业需要采用领先型薪酬政策，激励员工、吸引人才。

（三）员工个体因素

1．岗位价值

企业支付给员工的薪酬会依据员工不同岗位所需要承担的责任、需要的技能、完成工作的复杂程度、为企业创造价值的多寡而制定。依据吸引岗位人才、激励人才、留住人才等原因的需要，企业会根据岗位的性质或其重要程度，为担任某岗位的人才支付较高的薪酬，促使企业员工为企业创造更大的价值。

2．员工能力素质

不同员工的知识与技能不可能是一样的，每个员工都有其优势，使员工的能力素质产生差异。对于员工来说，企业衡量一个员工能力大小的重要参照标准就是员工的受教育水平。学历较高或接受专业训练次数较多或时间较长的员工，其薪酬水平往往更高。另外，对于具有专业技能、掌握核心技术或工作经验丰富的员工，对企业的贡献就更大，理所当然的企业给付的薪酬也会更高。

3. 员工工作绩效

在企业不同的发展阶段，岗位员工的工作绩效也会有所不同。而企业追求的是效益，当然愿意给予高绩效、大贡献的企业员工更高的薪酬。相反的，企业对于一些工作效率低下的员工，在保障法定的基本所得外，不会给予更多的报酬。比如，在市场开发阶段，一个优秀的市场营销人员的最终薪酬可能会高于一般的管理人员或产品研发人员。

4. 工龄

随着为企业服务年限的增长，反映出的是企业员工对企业贡献的积累，也是企业员工工作经验与工作技巧的积累，所以工龄较长的员工对企业发展具有非常重要的作用。目前，多数企业都将工龄工资纳入薪酬制度之中，工龄越长，薪酬越高，设置工龄工资不仅是企业对老员工贡献的肯定，也是在减少员工流动、增强员工忠诚度、强化员工的归属感等方面，起着无法替代的作用。

五、薪酬管理的原则

（一）公平性原则

公平性原则主要反映在三方面：第一，外部公平性，即企业内部与劳动市场薪酬水平的差异不能太大；第二，内部公平性，即企业内部相同岗位、做出相同或相近贡献的员工薪酬水平的不能失衡；第三，个人公平性，即让员工感受到劳有所得。通常情况下，公平的薪酬制度更能令员工具有公平感，即使是所得不多，员工也会一如既往地工作。

美国在薪酬公平性研究领域中，"公平理论"是较非常著名的理论。"公平理论"指出合理与公平的薪酬分配对员工具有积极的影响。往往公平感源于比较，有了比较人们就有了模糊的参照标准。常见的比较方式有两种，其一是与自身历史的纵向比较，其二是与他人的横向比较；拿来比较的是投入与所得，投入包括受到教育的程度、掌握的技术、劳动付出等，所得包括企业给予的工资、发放的福利、提供的晋升机会等。感到公平的员工会对企业产生归属感，会继续努力工作，而感到不公平的员工则会愤愤不满，在不断地压抑中设法改变不公平的处境，通常的做法是消极怠工、弱化劳动技能，甚至是离职。制定企业组织的薪酬水平要兼顾外部公平、内部公平，以及个人公平的原则，这样才能保证人尽其用，才能使企业健康持续发展。

（二）适度性原则

适度性原则在薪酬制度中有两方面的含义：

第一，企业员工薪酬要有一定的范围，不能过高，也不能过低。我国根据地域不同、经济发展水平不同，对规定了不同地区的最低工资和基本福利待遇，这是每个企业必须严格保障的薪酬底线。而相关的管理部门和工会组织则根据其本身的能力决定薪酬的上限。我国于 1993 年 11 月颁布的《企业最低工资规定》是对企业员工获得劳动报酬所得的保护，也是企业制定薪酬制度的依据，薪酬制度的制定要满足适度性原则。

第二，企业员工薪酬要足以满足并适当高于员工的基本需求。员工参加工作的主要原因就是保障生活所需，改善生活条件。获得薪酬就是员工达到工作目的的实现方式。所以，企业薪酬水平不能过低，要有激励员工工作的作用，否则企业薪酬就是不适度的。

（三）接受性原则

被认可的薪酬制度才是有效的，才能被企业员工所接受，不被员工认可的薪酬制度达不到企业发放薪酬的作用，企业就无法吸引人才、留存人才，就不会建立出一个有生产能效的员工队伍。当今社会不接受独裁，由企业单方面制定只维护企业利益的薪酬制度在各种法律法规不断、人们的劳动权益保障等得到不断完善的社会大背景下，是没有立足之地的。在一个开放民族的现代经济社会中，员工的法治观念越来越强，维护自身利益的意识也越来越高，他们成为企业的直接管理者，为员工争取利益，或者是组织合法工会，以法律为依据影响企业决策，不被认可的薪酬制度是无法在企业中推行的。在当今的经济发展浪潮中，几乎不存在不考虑员工利益的企业，为了更好的发展，满足员工需要，企业在制定员工薪酬制度时会不断的听取员工意见、平衡利弊，最终制定出符合员工与企业双方共同利益的薪酬体系。同时，在薪酬制度实施的过程中，依据企业实际发展和员工需要不断地调整、优化、完善薪酬体系。

（四）激励性原则

企业要想更快更好的发展，就要激发员工的潜能，为企业发展贡献力量。公平适度的薪酬制度，只能让员工满足工作现状，无法实现自我突破，只有相应的激励机制才能让员工更加积极地投入工作之中，推动并引导员工的工作行为达到更高的标准，提高生产效率。所以，企业制定薪酬制度时，要考虑对员工的激励原则。企业为实现激励员工的目的，通常使用的方法有两种，一种是非物质的手段，如提供可提升员工能力的培训机会等；二是物质奖励，这相对要简单些，如高额奖金等。激励机制要想发挥其应有的作用，企业给予的奖励就应该是员工真正所渴望的，了解员工真正所需才能制定出有效的激励性薪酬制度，才能使员工创造更大价值。

（五）多元化原则

薪酬是以满足员工的多样化需求为前提，激励员工、挖掘员工价值，促进企业发展为目的的利益交换行为。薪酬是提高工作积极性、提高员工工作效率、提升员工凝聚力与创造力的关键影响因素。所以，要制定多元化的薪酬制度来满足员工日益多样化、个性化的需求。为实现这一目的，许多企业都制定了浮动薪酬管理制度，对企业里的每一个员工进行综合全面的考察，并在一定范围内给予员工自主选择薪酬组合的权利。

第二节 薪酬分配与工资制度

一、薪酬分配理论

薪酬是随着雇佣关系的产生，自然而然出现的，它是一个复杂的社会问题，涉及的领域也非常广泛，自从薪酬诞生以来，人们就没有间断过对它的研究与探索。

（一）早期薪酬理论

薪酬是市场经济的产物。早期的薪酬理论虽然不全面，但其基本思想对今天仍有很大的影响，是当代薪酬理论的重要基础。这一时期的主要代表人物和主要观点如下。

1. 威廉·配第提出的最低工资理论

威廉·配第认为薪酬具有与其他商品相同的属性，理当存在一个符合当前社会发展规律的、合理的价值水平，进一步讲，就是薪酬要满足员工的基本消费需求，这就是最低工资理论。对员工来时，最低工资是维持员工基本生存需求底线；对企业而言，最低工资是雇主经营的必要条件，利益最大化的有效手段之一。如果雇主无法满足员工的基本生活所需，就无法进行劳动力的再生产，社会的稳定性也将遭到威胁。因此，政府机构为安定社会，要出台相应的法律法规保障员工的根本利益，调节员工与雇主之间的利益矛盾。

2. 约翰·斯图亚特·穆勒创立的"工资基金"理论

所谓的"工资基金"是指社会在一定的发展阶段，可用于支付工资的资本总额是固定的，"工资基金"由工资成本与生产成本的比例所决定。在"工资基金"确定不变的前提下，如果某些工人工资提高了，必然会损害另一部分工人的利益。另外，如果"工资基金"不正常的增加了，那么决定"工资基金"的另一个因素——生产资本必定会减少，进而影响企业生产与发展。约翰·斯图亚特·穆勒的"工资基金"理论认为，不是通过社会发展，而是人为干预的手段提高工资的最终结果，将会是徒劳的。

3. 亚当·斯密创立的工资差别理论

亚当·斯密认为不同的工资政策以及不同的职业性质是造成工资具有差异性的两个主要原因。在现实中，社会组织内部和组织外部存在工资差别现象，亚当·斯密并不否认这一客观事实。他所指出的职业性质与工资差别之间的关系，就是现代社会组织中职务工资制的基础。

（二）近代薪酬理论

社会经济的不断发展进步，推动着劳动力市场的体制建设不断完善以及行业标准不断规范。同时，专家学者对微观经济学的不断深入分析与研究，一些观点不尽相同的、却相对比较完整系统的近代工资理论逐渐形成了。

1. 边际生产力工资理论

英国的经济学家克拉克在薪酬研究领域的有非常深入的研究，边际生产力工资理论即是克拉克研究的重点理论之一。边际生产力工资理论主要描述的是工资的短期波动和长期变动趋势。在不受任何干扰的自由市场中，社会上的企业或组织为将利益最大化，一定会对生产要素进行最佳配置。就企业或组织给付给工人的工资来看雇佣工人的边际产出等于付给工人的工资，所以说工资水平是由工人创造的边际生产率所决定的，当边际生产率与工资不符时，雇主会通过增加（边际生产率大于工资时）或减少（边际生产率小于工资时）工人的数量来控制二者的平衡。只有边际生产率与工资相等时，给付给工人的工资才最经济有效。但完全的自由市场是不存在的，劳动力不能自由流动，要想让劳动力获得转移也是需要成本的。所以，短期内要实现边际生产率与工资相等是不现实的。边际生产率工资理论是近代工资研究的基础理论，是一种比较有影响力的工资理论，它揭示了劳动力的劳动生产率与工资高低程度之间的关系。

2. 集体交涉工资理论

集体交涉工资理论认为工资水平反映的是工人与企业或组织的利益关

系，并且由工人与企业或组织双方力量决定。集体交涉或谈判是协调工人与企业或组织利益关系的有效沟通方式。集体谈判决定工资水平，在表面来看，谈判的结果要取决于谈判双方的实力对比，然而实际起作用的还是经济因素，双方都要受到经济因素的制约。而谈判的好处更多地体现在可以在一定程度上消除行业垄断，为双方避免混乱竞争，从而降低损失。

（三）现代薪酬理论

随着经济发展，社会不断进步，仅仅保障工人基本生活条件早已不再是薪酬存在的意义，它的激励功能越发的重要。薪酬能够满足人们多方面的需求，除基本生活外，还有自我发展提升等。薪酬可以影响企业员工的工作行为、工作态度、工作绩效，能够激励员工提高生产效率和工作质量。对现代薪酬的研究要着眼于企业组织及员工的需要和实际状况，与组织管理密切相关。

1. 激励理论

激励理论研究员工的绩效水平是与激励关联关系，具体可由公式表现为：

员工绩效=员工能力×激励程序

这一公式可以解读为：在员工能力一定的情况下，激励水平与其绩效水平成正比，即员工所得到的激励程度越大，他的绩效也就越高。激励是现代管理的一个关键因素，要想激励程序起到应有的作用，就要考虑到员工的实际需求，让激励措施能够满足员工期望。在社会组织中，员工最基本、最普遍的需求是经济需求，这是企业采取最直接的激励手段。所以，激励理论强调，社会组织工资管理的关键是努力发挥工资的激励功能。

2. 公平理论

公平理论是现代工作管理的一个重要理论依据，薪酬分配要注重公平原则。当前，企业员工对工作感到不满的主要原因就是感受到了不公正的待遇。在实际研究与前人的理论基础上，亚当斯提出了公平理论。公平感受源于比较，人们将自己的投入与所得同他人的投入与所得进行比较，从而得出自己主观判断，得到公平或是不公平的感受。如果觉得公平，那么员工会继续努力工作；感到不公平则会试图改变此状况，通常采用的方式就是消极怠工，或干脆离职。所以，公平理论主要研究内容是企业组织内部的工资结构、工资差别和工资关系。

3. 人力资本理论

人力资本理论的一个关键研究因素是人力，着眼于工资有差别的内在原因。人力资本理论是由舒尔茨提出的主要研究人力资本，以及人力资本投资的收入效应。舒尔茨认为人士所有资源中最具价值的；对人力资本投资所获效益会大于物力资本投资所获效益；人力资本投资的主要部分就是为人们提供教育资源，让人们提升自身能力。人类资本理论是经济学领域中的一个重大课题。

要注意的是人力资本理论并不是薪酬决定理论，但是它在一定程度上影响着薪酬水平，为能力薪酬的出现提供了理论基础。比如，通常同一家企业获得博士学位的员工入职薪资会高于一般学历的员工，这正也是社会组织内员工工资差异问题的有力解答。

二、工资制度

工资制度是依照法律和国家政策规定的有关工资结构、工资水平、工资标准、工资关系、定级、升级、工资支付等项办法的总称。工资与福利是满足员工生存、安全等物质需要的主要渠道，因而是激励的基础。合理的工资制度是调动员工积极性的有效手段。我国现行的工资制度有如下几种分类。

（一）职务等级工资制

职务等级工资制是机关、企事业单位行政人员和专业技术人员所实行的按职务等级规定工资的工资制度。

职务等级工资制要根据各种职务的重要性、责任大小、技术复杂程度等因素，按照职务高低规定统一的工资标准。在同一职务内，参照本人的德才条件、资历和历史原因，又划分为若干等级。各职务之间用上下交叉的等级来区别工资差别。职务等级工资制由职务名称表、职务工资标准表、业务标准和职责条例等构成。

（二）技术等级工资制

技术等级工资制是根据劳动的复杂程度、繁重程度、精确程度和工作责任大小等因素划分技术等级，按等级规定工资标准的一种制度。其特点是主要以劳动质量来区分劳动差别，进而以此规定工资差别。

这种工资制度适用于技术比较复杂的公众，注入机械行业的车、钳、铆、锻、焊、插、钻、磨以及模型、维修、保全等工种。

1. 工资登记表

工资登记表是确定不同岗位各级工人的工资标准和工人之间工资比例关系的一览表。它包括工资等级、工种等级、工资级差三点内容。其中，工资等级被分为十级、八级、七级，使用最频繁普遍的是八级；工种等级线用来确定各工种的起点等级和最高等级的幅度，工种等级线的起点、终点、等级线的幅度，取决于技术、责任、劳动强度等因素，工资级差，即等级之间的工资差别。如图7-2所示。

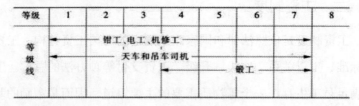

图7-2 技术工种等级线

2. 技术等级标准

技术等级标准制定的依据是该工种在该级别上应具备的劳动技能和技术水平，具体到实际应用上，表现在该等级工人应该具备的文化技术理论知识、技术操作能力和实际经验、能够完成的典型工作实例等。

3．工资标准

工资标准又被称为工资率，指对不同等级员工实际支付的工资数额。标准工资与工资标准不同，二者关系可用下式表达：

标准工资＝月工资标准－缺勤天数×日工资标准

（三）事业单位现行工资制度

事业单位现行工资制度的制定考虑了经济发展、工作人员激励、事业发展需要、人员地域配置等多方面、多角度的综合影响。

第一，在按劳分配的原则下，以科学分类为基础建立适应事业单位发展特点，符合不同类型、不同行业的工资制度。建立顺应国民经济发展的工资增长机制，兼顾事业与企业相当人员工资水平大体相同。第二，建立竞争与激励机制，改良工资组成，增大可变工资的比重。如建立符合不同岗位、行业特点的岗位津贴、绩效奖励等，摒弃平均主义，让工作人员获得与投入相符的薪酬。另外，将其他福利性补贴融入工资之中。第三，在国家宏观调控的前提下，为适应事业单位发展的需要，对不同类型的事业单位实行科学的分类管理。第四，充分发挥工资的导向作用，对到艰苦边远地区及苦、脏、累、险岗位工作的人员，在工资政策上给予倾斜。同时，通过建立地区津贴制度，调整理顺地区工资关系。

（四）正常增资制度

1．正常升级

制定公平合理的考核标准，实行正常的升级制度。考核要公正合理，连续一段周期内考核合格者要晋升一个员工等级或调高工资水平；不符合晋升条件的不予晋升；连续一段周期内考核不合格者要给予降级处理。

2．晋升职务或技术等级需增加工资

企业员工的职务得到晋升，按照新职位的工作职责、技能、工作复杂程度、工作任务量，以及工作所需的劳动技能要求等，合理的为员工增加工资。对于职务未变，技术等级晋升的员工同样需要增加工资。

3．调整工资标准

在国家不断发展，社会生活水平的不断提高，考察人们生活消费需求的不断增加与当前企业相当人员工资水平状况平衡程度，参照机关单位的工资标准，人力资源管理者要适时调整员工工资幅度，同时定期调整事业单位工资标准。工资标准并不是某一单位自行决定的，而是由国家统一部署的。

（五）奖励制度

对为企事业单位做出突出贡献或取得优异的工作成绩的工作人员，要根据企事业单位实际经营状况和经济条件，给予相应的奖励。比如，对一些作出重大贡献的科技人员给予政府特殊津贴或科研奖励；对作出技术创新的技术人员给予丰厚的贡献奖励；对于年度考核合格以上的人员，在年终发一次性奖金。年终奖金发放，由国家统一部署。

（六）岗位技能工资制

岗位技能工资制是一种以劳动技能、劳动责任、劳动强度、手动条件等基本劳动要素评价为依据，以岗位或职务工资和技能工资为主要内容，根据劳动者实际劳动质量和数量确定报酬的多组合工资类型。

1．岗位技能工资评价要素的基本内容

（1）劳动技能

劳动技能主要指不同岗位、职位、职务对员工所要求和必须具备的劳动技能，评价标准包括学历、职称、工作经验和实际业务能力与技术水平等。

（2）劳动责任

劳动责任主要指不同岗位、职位、职务所要求的责任，评价标准包括对所承担工作的质量、数量、成本、消耗精力，以及所负工作责任的程度。例如，对设备财产所负责任的程度，对医院形象和病人疾病康复所负的责任等。

（3）劳动强度

劳动强度主要指不同岗位、职位、职务的繁重程度，评价标准包括劳动紧张程度、劳动疲劳程度、劳动姿势和工时利用率等。

（4）劳动条件

劳动条件主要指不同岗位、职位、职务所要求的劳动条件，评价标准包括不同岗位职务的危险程度、危害程度，自然地理环境和不同工作班次对劳动者生理、心理的损害程度等。

2．岗位技能工资的内容

（1）技能工资

技能工资是根据员工现任岗位实际达到的劳动技术水平及工作成绩，经考核而确定的工资。技能工资的等级和档次设置可采取纵横结合的形式，即工人等级纵向可按初级、中级、高级和技师、高级技师的顺序设级；管理人员、专业技术人员可按初级、中级、高级设档，各级横向又可分为若干档次。

（2）岗位工资

岗位工资是根据员工所在岗位和所任职务的劳动强度大小、劳动责任大小和劳动条件好坏来确定的工资。它根据岗位劳动测评的劳动分值大小对岗位进行划分，分值大的岗位工资高；分值小的岗位工资低。工人的岗位工资应根据行业、企业岗位劳动评价总分数的高低，兼顾现行的工资关系，并且要在岗位归类的基础上，有针对性地加以确定，可以一岗一薪，也可以一岗数薪。管理人员和专业技术人员的职务工资，按照其所任职务、所在职位的劳动评价总分数的高低，在岗位归类的基础上进行区别确定，其职务工资要与工人的岗位工资分开设计，可以是一职数薪，也可以是一职一薪。

（3）特殊工资

特殊工资是对个别行业某些劳动特别繁重、环境特别恶劣、对劳动者生理和心理影响特别大的特殊岗位工人给予的特殊补偿。

（4）辅助工资

辅助工资是在国家确定的基本工资以外发放给员工的资金和其他工资性收入以及暂未列入岗位技能工资标准的国家规定的物价补贴。

3．技能工资制度

（1）专业技术人员的工资制度

专业技术人员的实际工作任务量决定其职务工资的多少，这部分一般为固定工资；专业技术人还应有非固定工资，如技术贡献奖励、研究津贴、激励奖励等。固定工资和非固定工资在工资构成中的比例由员工从事的行业和单位类型进行确定。通常非固定工资中津贴部分由国家进行统一的宏观调控，简单理解就是按工资构成和比例进行总额控制，并给出相应的管理意见，各个单位有权在给予的津贴总额内，根据自身实际情况，自主制定津贴档次、项目以及分配制度。

（2）管理人员的工资制度

对于事业单位的工作人员，其工资制度的制定需要考虑事业单位的特点，实行由职员职务工资和岗位目标管理津贴构成工资的职员职务等级工资制。

（3）工人的工资制度

按照工人的工作所需技术，将工人划分为技术工人和普通工人。

技术工人的工资主要由技术等级和岗位津贴组成，实行的是技术等级工资制。普通工人的工资也是两部分，由等级工资和津贴组成，实行等级工资制。

岗位工资（职务工资）：通过岗位评价（或称岗位功能测评）的方法，根据各岗位的责任轻重、劳动强度大小及劳动条件好坏三项内容的总积分，将各岗位划分为几个不同档次，并确定相应的工资标准。

员工的劳动技能水平是确定技能工资的标准，反映了员工的潜在劳动形态。根据劳动技能水平，工人一般分为技术工人、非技术工人、管理与专业技术人员三类。影响技能工资确定的因素有很多，包括工人所在岗位、职位对技术的要求，以及员工掌握的实际劳动技能等，所以在一些情况下，技能工资与员工实际所在岗位（或职务）有时并不一致。

第三节 员工福利

一、福利制度的概念

（一）福利

福利是员工的间接报酬，包括物质福利与精神福利。在"使奸人擅无穷之福利，而善士挂不赦之罪辜"中福利的意义则多指物质层面的；"何有去圣人之道，舍先王之法，而从夷狄之教，以求福利也"中的福利则更多的是精神层面的满足感。

实际上的福利制度应当具有以下三个方面的含义：

第一，基本生活保障，这是社会福利的基本层面。在任何社会的发展阶段，稳定的社会都需要有基本的生活保障，包括衣食住行等各个方面。政府机关或有关部门要保障广大成员的基本生活，政府需要有立法去保障社会成员的基本医疗、养老、生活来源等制度化的社会福利。在和谐社会中，同样要保障特殊群体或弱势群体的基本生活条件。例如，社会上的各种福利院、救助站；为特殊群体或弱势群体提供的救助金或生活资料等。

第二，改善人们的生活水平与提高生活质量。保障人们的基本生活是社会保障的目标，而在保障社会大众基本生活的基础上，改善人们的生活水平与提高生活质量则是社会福利的根本目标，也是社会福利的本质内涵。提高社会大众的生活水平是社会福利发展的具体体现，施行普惠型福利是社会福利发展的本质要求。

第三，提高生活状况的满足度，这是福利的最高层面。人们在研究分析福利时，发现福利具有主观福利与客观福利两方面属性。福利的主观属性主要指的获得的福利给社会民众主观上带来的感受，是社会大众对福利的主观判断；福利的客观属性主要指的是政府机构或社会群体为社会大众提供的福利项目的数量与质量，以及民众实际获得的物质福利的多少与精神福利层次的高低。

（二）社会福利制度

社会福利是建设和谐社会的主要组成部分，社会福利制度得到党政机关、社会群体、企业组织，乃至个人普遍关注。关于社会福利，有人认为，社会福利的本质是人们为达到某种程度上的福利目标而建立的一种造福人类的制度设置；还有有人提出，社会福利制度应实现从补缺型福利向普惠型福利的过渡。社会福利应该再保障人们基本生活的基础上，满足更多、更广泛民众的普遍需求，建立适应社会进步、经济发展的普惠型社会福利制度。这两种看法都客观上承认了社会福利是作为一种制度而存在的。

制度应该是指与社会、经济、政治、文化等紧密联系在一起，带有全局性、宏观性、政策性、政治性、方向性以及管理特征的某种体系。社会福利制度建立的目的在于保障公民的基本生活，它是在社会经济制度中衍生出来的制度或附属制度，是在社会经济发展支持下，国家依据本国国情构建的国家制度。

二、人力资源管理中薪酬福利的激励

薪酬是企业吸引人才、留住人才的一个必要条件，员工为企业付出劳动的目的就是得到相应的回报；企业各付员工薪酬也是对员工努力工作的一种肯定与酬谢。因此，企业以薪酬福利实现方式来建立一套激励制度是很合理的，这样有利于企业吸引更多的人才，也能给每个员工更广阔的发展机会。

（一）进行薪酬福利激励管理的原因

1. 薪酬福利是一个员工的全部

忙忙碌碌的工作就是为了薪酬福利的回报，薪酬就是指企业支付给员工的报酬，从这一方面讲，这是企业与员工之间关系建立的基础和桥梁，企业和员工是通过薪酬福利连接起来的。随着这些年经济水平的提高，员工的薪酬已经不仅仅是单一的基本工资了，薪酬的种类也有了很大的改变，新增加了诸如奖金、津贴、提成等名目的薪酬，这些总的来讲都属于薪酬的范围，但是形式的多样化就需要对薪酬进行制度化的管理，要做到有所区别，不能完全一致，这样才能体现出不同类型薪酬的不同价值。企业的福利顾名思义就是五险一金，这是企业对员工的一个保障。所以，只有做好企业薪酬福利的管理，才能利用薪酬福利的激励性质来提升员工的工作积极性。

2．薪酬福利是企业吸引人才的重要手段

企业的发展离不开员工的努力，企业想要进步，首先要吸引足够的人才，才能为企业的发展注入新鲜的血液。员工的工作能力很重要，但是工作态度更加重要，工作态度是需要企业采取一定的奖励激励手段来维持的。所以，从这一角度来看，薪酬福利就是一种很好的维持手段。薪酬福利对激励员工的积极性来说能够起到很好的作用，只有薪酬福利满足了员工的需求，才能使员工做出让企业受益的贡献，这是相互的，企业满足员工的期望，员工为企业带来收益。一些人在选择就业岗位时，比较看中的一个方面就是这个企业的薪资待遇，只有在这个应聘者感受到该企业的薪酬福利能够满足自己的要求和期望的时候，才可能考虑去为该企业服务。所以，薪酬福利的激励制度是必不可少的。

3．薪酬福利是保证企业凝聚力的前提

薪酬福利是员工关心的主要问题，薪酬福利的公平公正性影响着员工的工作积极性和企业内部的凝聚力，企业做好薪酬福利的管理，确保按照科学公正的分配原则进行薪酬福利的分配，这是企业在进行薪酬管理时需要格外注意的。做好薪酬管理，不仅能够帮助企业在人才市场上占据主动权，还能确保企业内部不会出现矛盾，可以让员工的心往一处想、劲往一处使，这样才能让企业朝着更好的方向发展，才能凝聚企业内部员工的力量。

综上所述，科学有效的薪酬管理激励制度有利于企业的长足稳定发展。

（二）薪酬福利激励作用的影响因素

1. 员工的立场

员工是企业创造价值的主体，是企业最主要的构成因素，员工创造价值的多少，是企业盈利的决定性因素；员工的工作能力与工作状态影响着企业的可持续发展。所以，企业在制定发展战略、发展计划或做出重大决策时，决不能忽视企业员工的立场，以及自身发展定位。不容乐观的是，实际上很多对企业对员工的立场并没有给予充分的重视，甚至是直接忽视，这种情况非常可能成为员工消极怠工的诱因。在很多企业当中，员工所期望的薪酬与企业实际给予的薪酬不符，员工认为自己应该获得更高更好的对待，这种矛盾的产生也是员工一直处于消极被动工作状态的原因。在种种不利于员工创造价值的条件下，企业人力资源管理者要充分发挥薪酬福利的激励作用，通过一些有效手段调整员工对薪酬的期望，进而调动员工的工作积极性。

2. 薪酬福利机制的合理性

任何机制的建立，都必须有其合理性。同样的，企业制定的薪酬福利机制也必须是合理的，要符合大多企业员工利益，合理的薪酬福利机制才能发挥薪酬福利应有的激励作用，反之，则会适得其反，给企业带来不利影响。因此，要以合理性为基础，制定薪酬福利机制。要判断一个企业的薪酬机制是否合理，可以通过两个方面去探讨，一方面是依据员工的岗位职责、工作技能、工作复杂程度等因素制定薪酬福利的标准；另一个是薪酬福利制度是否合理，合理的制度是合理机制形成的基础条件，合理的薪酬福利制度可以避免企业与员工之间的矛盾，激发员工潜能，推动企业发展。

三、医疗机构人力资源管理中的薪酬福利激励

（一）医疗机构薪酬福利及激励机制的重要性

1. 医疗机构薪酬福利的基本概念

在医疗机构中，医生与护士的本质与员工有着共通之处，其获得薪酬福利的基础条件都是要付出劳动。医疗机构的薪酬组成成分有很多，常见的有基本工资、贡献奖励金、津贴补助、绩效奖金、业务提成。其主要给付方式是货币，或者是可以用货币衡量的其他方式；福利有国家法定福利，如"五险一金"，也有医疗机构根据工作性质设立的一些其他项目，如交通补贴、取暖补贴、高温补贴等，医生与护士享有的年假、工龄假、带薪假事假，以及国家新出台的探亲假等都是医疗机构福利形式。

2. 薪酬福利管理对医院的作用

薪酬福利管理是医院为更好地分配薪酬与福利而订立的机制，薪酬福利管理的制定离不开国家政策的调控与指导，也不能背弃按劳分配、公平合理的原则。科学合理的薪酬福利管理是医院吸收人才，留住人才的物质保障，是医院在医疗行业提高人才竞争力的基础。优良的薪酬福利管理能够为医院对人才有效管理提供依据、为医院的发展壮大储备大量的人力资源。如若薪酬福利管理没有很好的实行，医院的医生和护士同样会有消极情绪，最直接的表现就是消极怠工、人才流失，最终导致医院失去竞争力，直至瓦解。

3. 薪酬福利激励对员工的意义

同样，薪酬福利对医院的医生、护士以及其他工作人员具有激励作用。良好的薪酬福利管理可以满足医院工作人员的生活所需，为员工提供物质消费与精神消费的双重保障，让员工获得充足的满足感，继而对医院产生归属感，增强工作者之间的凝聚力、向心力，对调动员工工作积极性，改善工作态度就有极其重要的作用。除此之外，良好的薪酬福利管理，可以激发员工潜能，促使员工自我修养、业务素质、工作技巧的提升，将自身

发展与医院的进步联系在一起，推动医院与个人的共同进步。

（二）当前医院薪酬福利管理的现状

1．薪酬福利管理体系不完善

医院薪酬福利管理在现阶段的主要问题在于管理体系不完善且有诸多漏洞，绩效考核不严谨、薪酬分配不合理、福利发放随意无秩序的现象普遍存在，尤其是有些医院的薪酬福利管理受到了主观因素的影响，客观认识不清，导致薪酬福利的分配不公平合理，引起医院员工的不满，从而给医院的整体管理水平带来消极影响。所以，制定医院的薪酬福利制度过程中，必须结合医院当前经营状况以及未来的发展计划，客观分析工作人员的综合工作水平制定出一个合理的、公平的、完善的计划。在制定计划的过程中，相关工作人员要对员工的能力、业绩、对医院的贡献值等进行综合考虑之后，再决定员工薪酬福利标准的变动情况。

2．薪酬福利发放更倾向平均主义

传统企事业单位和国有企业的薪酬分配形式多彩用的是平均主义，这与社会环境与时代变迁有着密切的关系。随着社会生活环境的不断发展改善，人们的自我意识的逐渐增强，这种忽视个人贡献与努力的平均主义薪酬福利发放形式已逐渐被时代湮没，结合公平、科学的按劳分配制度成为当前薪酬分配的主流形式。然而，现在的医院中，仍然存在着平均主义薪酬福利分配形式，例如有些医院相同或相似的工作岗位，没有充分考虑个人的工作业绩、能力，而只注重该岗位员工的工作年限和资历来分配薪酬福利的平均主义分配方式仍然存在。对于工作更加努力，为医院的贡献更多的员工来说，这种分配方式失去了公平原则，在一定程度上打击了员工的工作积极性。

3．薪酬福利结构不够科学有效

当前，有非常多的医院对人力资源管理不到位，缺乏应该有的重视，忽视人才对医院生存与发展的重要性。因此，医院在薪酬福利结构设置上，没有科学系统的依据与标准，沿用传统的或使用不公平、不合理的薪酬福利分配方式，使医院员工人心涣散，成为医院发展的不稳定因素，影响着医院的生存与发展。

（三）提高薪酬福利激励作用的措施

员工的工作态度、工作行为、工作质量等都是企经济效益的影响因素，决定着企业是否能够可持续发展，然而，影响员工工作积极性的原因在于薪酬福利的激励作用上。所以，医疗机构要在人力资源管理方面充分发挥薪酬福利的激励作用，同时结合医院的实际情况，努力提高薪酬福利的激励作用。笔者认为，相关医疗机构的人力资源管理部门可以从以下几个方面制定出合理的解决方法。

1. 保证薪酬福利分配的公平

保证薪酬福利分配的公平是发挥薪酬福利激励作用的基本条件，公平合理的分配机制才能使员工感受到同等的待遇，心理得到平衡，让员工有继续努力工作的动力。衡量薪酬福利机制是否公平、合理可以从以下几方面进行综合考察。第一，考察薪酬福利分配结果的公平性。要考察分配结果的公平性需要结合实际工作技能、工作绩效等方面对员工的工作能力进行综合考察，衡量员工的付出与回报是否成正比。第二，考察薪酬福利管理程序的公平性。薪酬福利分配需要合理的管理程序来支撑，机制依靠管理来实现，严格遵守管理程序是薪酬福利合理分配的基础。第三，考察薪酬福利管理信息的公开性。群众的监督是保障公平公正的有效手段之一。薪酬管理信息公开不仅能够让员工有效的监督，还可以让员工轻松查阅，通过对比分析找到自身不足，促使员工自我素质的提升。

2. 保证薪酬福利的持久性与稳定性

在许多企业当中，存在一种短期的福利激励制度，这种制度可能只被执行几回就无疾而终，造成激励制度的不稳定。短期激励造成的后果是员工工作状态、情绪的不稳定，出现短期积极、长期消极的工作状态。即在有激励政策时，员工积极努力工作，争取发挥自己最大价值，而没有激励政策时，就是正常的工作状态都达不到，消极怠工。这种工作状态不仅在普通员工中会出现，企业管理层也会出现。长此以往，这种风气必将影响企业健康发展。所以，这种短期的、不稳定的激励制度不要轻易使用。要想保障薪酬福利的激励功能长期有效，让员工工作态度可以稳定的积极状态，就要有长期、稳定薪酬福利机制做支撑。

3. 将薪酬和绩效有效结合

企业员工的薪酬福利由员工的基本工资、绩效工资、季度奖金、各种福利补贴，以及员工完成某项工作，为企业做出较大贡献时给予的激励工资构成。在薪酬福利构成中，绩效工资的激励作用是最大的，对员工工作态度、工作积极性的影响最大，也更能反映出员工为企业创造的价值。为了获得更多的绩效工资，员工会更加努力工作，挖掘自身潜力，为企业创造更多价值或更大贡献。从这一点来看，企业人力资源管理部门可以将薪酬与绩效有机联系在一起，通过员工绩效制定员工薪酬，将员工的利益与企业的利益紧密结合在一起，提高员工工作的积极性的同时，推动企业健康平稳发展。

4. 构建良好的薪酬福利体系

薪酬福利激励作用的发挥，在一定程度上与劳动市场人才供需关系的波动以及其他同行业的薪酬福利体系有关。企业薪酬福利体系的建立不是闭门造车，是综合考虑企业内部实际情况、企业外部的综合环境而构建的。在劳动市场的人才供大于求时，企业往往会降低薪酬标准，进而减少成本输出，为企业赢了较大的利益空间；反之，但劳动市场的人才供不应求时，企业就会提供薪酬福利标准，吸引人才，以满足企业的用人要求同时提高市场竞争力，为企业积累更多的人才资源。总的来说，每个企业有效的薪酬福利体系是根据市场的竞争需要构建的，薪酬福利体系所起到的激励作用的大小也受到市场的影响。所以，了解市场，掌握市场发展规律对制定高效的，有强大激励作用的薪酬福利体系十分必要。

四、薪酬福利激励机制的作用

（一）分配制度强调公正性原则

构建公正的薪酬福利分配体系要从三个方面考虑：第一，对医院里的每个工作岗位进行精细化分析，明确岗位职责，结合胜任该岗位所需工作能力、知识技能、工作强度，以及要承担的责任划分薪酬层次，构建科学合理的薪酬结构，对各工作岗位都进行精细化、标准化的分配。第二，公平、合理、透明的薪酬福利分配程序是薪酬福利激励机制有效的前提，在公开的分配程序下，每个员工都可以了解到自己及他人所得薪酬福利组成，通过查询对比了解薪酬福利分配体系的合理性，使员工心理得到平衡的同时，使薪酬福利激励机制得到有效监督，杜绝暗箱操作。第三，注重员工之间的安定团结，有凝聚力的团体才能创造更大的价值，医院应该对工作态度好、工作积极努力、工作成绩突出的员工基于一定的奖赏或激励，充分挖掘每个员工的闪光点，避免员工因为薪酬差距而出现消极情绪，影响工作状态。

（二）完善薪酬福利考核体系

绩效是医院薪酬福利分配的重要考核指标，也是提高医院工作效率，创造工作价值的最有效方式。依据医院本身实际情况制定的绩效考核体系，是与医院发展相适应的，是薪酬福利的分配参考标准之一，是促进医院可持续发展的关键因素。薪酬是企业员工的基本生活保障，福利（如职工养老保险、失业保险等）是现在与未来的根本保障。而绩效考核的结果是企业在一段时间内，给予员工绩效工资多少的标准，一般的绩效工资相对较为丰富，对员工具有很大的激励作用，并且绩效考核同样是对员工付出的努力与贡献的一种外在肯定，是员工评价的一种方式。员工只有在创造更多的利益，才能为医院带来更多的利益，医院才能给予员工更多的回报，才能实现医院与员工的双赢局面。

（三）探索精神福利激励机制

可以起到激励作用的不仅仅只有物质福利奖励，还有精神福利。医院不仅要做物质上体现薪酬福利的激励作用，还要重复利用精神层面的激励作用。医院要设立多元化的激励机制，除物质激励外，可授予员工精神表彰等，如先进个人、优秀集体等；或是提供可提升员工职业发展能力的机会，如交流学习的机会，接受专家长期带领指导的机会等；还可以提高员工在医院的地位以及社会地位等，使其享有荣誉的同时，加强其责任感，激励员工在日后的仍具有饱满的热情投入工作中，使员工的潜能得到充分的挖掘。值得注意的是，人力资源管理要懂得过犹不及的道理，物以稀为贵，要将荣誉给予真正有突出贡献的人，不能滥用精神奖励，应该杜绝滥设高等职称，避免精神奖励沦为毫无价值的作秀。

第四节 医疗机构薪酬制度与体系建设

一、医院薪酬的相关概念

（一）医院薪酬的定义

医院薪酬就是医院员工通过劳动创造的价值得到医院的认可，同时基于的回报。医院的薪酬薪酬一般由经济薪酬和非经济薪酬两大部分构成。在本章节中，笔者所说的医院薪酬指的是经济薪酬。

（二）医院薪酬的类型

根据医院薪酬发展变化的轨迹，可以看出现代薪酬制度的制定与国家的经济发展、政策支持、人事配备，以及分配制度改革具有十分密切的关系。当前，我国医院内部主要采用的薪酬制度类型包括但不限于以下几种：专业技术职务等级工资制、岗位技能工资制、绩效工资制、结构工资制、年薪工资制以及按不同人员类别制定的薪酬制等。

（三）医院薪酬的影响因素

1. 人力资源的因素

现代医院的发展依靠的是人才，人力资源是医院的核心竞争力，但在医疗机构，衡量人才的标准在于以下三点：第一，资历，即一个员工在一个岗位工作时间的长短。一般情况下，医疗机构的工作人员的工作经验与技能和其资历是相辅相成的。医院会根据员工的技术水平和工作业绩确定薪酬标准，而衡量员工技术水平的重要参考因素是员工获得的职称和在岗时间。这在一定程度上有其合理性，但并不全面令人信服。更加合理的方法是将综合考察员工的工作业绩和个人资历，但员工业绩突出时，应该享有更高层次的薪酬待遇，这样可以有效地调动员工积极性，让员工感受到自己的付出是值得的，是有回报的。第二，工作经验。医院大多数岗位都是具有极强的实践性，需要大量的工作经验予以指导，员工从工作中熟练掌握工作技能，增长工作能力，积累工作经验。在获取报酬方面，员工也倾向于通过经验获得。医院在确定薪酬分配方案时，要考虑员工的立场与倾向。第三，个人潜力。潜力也是人才能力的一部分，医院为吸引有潜力的人才，如那些具有高学历的名牌大学生，医院会充分考虑其发展潜能，将薪酬分配标准向此类人才倾斜，从而吸引人才、留住人才，为医院加大人才储备。但这样的分配方法有很大的弊端，很容易激起老员工的不满，所以医院要控制好力度。

2. 医院的因素

医院的经济情况对员工的薪酬起着决定性作用。经济效益好的医院显然有利于薪酬水平的提高；而经济状态差的医院，即便是职工的基本生活、工资都难以保证。另外，医院的管理模式、管理方法、管理理念、医院文化和领导者的管理水平对医院的薪酬也会产生一定的影响。高水平的薪酬往往会吸引高素质、高效率的员工，这些员工对医院未来的发展又能够起到推动作用。

3．工作的相关因素

对于不同的行业、不同的工作来说，其工资分配形式不同，其薪酬水平也会不同。医院根据员工所从事工作的责任、风险、劳动强度、技术复杂程度、劳动环境、为医院所创造的价值等不同情况，给付薪酬。同时，还要参考整个行业以及本地区同行业及不同行业的员工的薪酬水平，制定符合本医院特点的薪酬分配制度。

二、医疗机构薪酬体系的建设

（一）建设医院薪酬体系的目的

医院人力资源管理者，已经开始意识到人力管理的重要性，开始将研究重点向薪酬方向转移。并将薪酬建设成完善的管理体系，使薪酬体系在医院发展进程中发挥其应有的作用。

医疗机构的人力资源管理者对关于员工薪酬多方面因素加以调整，制定出薪酬体系的过程就是医疗机构的薪酬体系建设。需要人力资源管理者调整的薪酬因素包括薪酬的分配形式、水平、组成、标准等。薪酬体系建设要遵照公平、公正、科学的原则，让薪酬的激励作用发挥最大能效，充分调动员工的积极性、挖掘其创造性，使医院的效益最大化。合理的薪酬分配体系是确保医疗机构在医疗体系劳动市场占有一席之地的基础，也是吸引和稳定人才的有效手段。一个公平的薪酬分配制度，可以变成连接医院与员工的纽带，将医院与员工变成一个利益共同体，进而保障医院的可持续发展。在医院的外部，不同的地域有其不同的人口结构、经济条件、地理环境，以及只适应当地经济发展的政策条件，当地医院要采取的薪酬分配体系要适应本地区的生存环境及发展条件。在医院内部影响薪酬分配的因素也很多，如管理体制、自主管理权限等。

（二）建设现代医院薪酬体系的程序

1．制定薪酬分配体系方案

建立薪酬分配体系要首先确立与其密切相关的、能够影响薪酬分配的有关体系。比如，确立与薪酬分配体系相关的政策、标准、规章等纲领性文件，包括员工在医院建设与发展中的作用、薪酬体系的作用、实施薪酬分配的基本原则、薪酬成本投入标准、薪酬制度、薪酬结构、薪酬水平的选择标准，以及与之配套的绩效考核体系等。

2．工作岗位分析与工作评价

现代医院薪酬体系建设的程序包括工作岗位分析与工作评价，其主要的工作内容包括明确岗位责任义务、制定岗位工作规范与质量标准、对医院内各岗位的劳动强度、创造价值，以及工作的重要性进行评价。只有充分将医院的工作岗位进行分析与工作评价，才能明确岗位的价值与工作价值，从而根据不同岗位的价值或重要性制定不同的报酬差别。

3．薪酬结构设计

薪酬结构设计就是确定薪酬组成比例，即将医院各项工作按照其价值和重要程度划分等级，在换算成实际货币价值的过程。

4．市场薪酬水平调查

市场薪酬水平调查是为比较医院的薪酬水平与结构与医院所在地区的薪酬状况，在保障医院成本的情况下，使医院的薪酬结构具有市场竞争力。

5．确定薪酬水平

确定薪酬水平是指将众多类型的薪酬归纳整理成若干层级，构成完善的薪酬等级，再分别计算各岗位层级的薪酬，以确定医院各岗位的薪酬水平。

6．薪酬评估与控制

薪酬评估与控制是指新的薪酬制度推行过程中，医院人力资源管理者要工作医院员工实际工作情况和取得的效果，对薪酬制度进行评价。而且，要根据客观环境不断调整薪酬体系，使薪酬战略推进医院发展。

（三）医院薪酬体系建设原则

医院薪酬体系建设的根本目的是使医院能够可持续发展下去，要达到这一目的，就要遵守以下医院薪酬体系建设原则：首先，薪酬体系的建设要能够提高医院在医疗体系市场的竞争力。人力资源是医院的核心竞争力，所以薪酬体系的建设也要着眼人才的招揽与留存。其次，有利于医院的长远发展原则。这是符合医院发展需要的，保障医院可持续发展的关键。再次，坚持遵循相对公平的原则，公平是发挥薪酬激励作用的基础，薪酬公平了，员工才会积极努力工作。最后，具有可操作性原则。医院薪酬体系建设要符合医院设实际发展经营条件，要就有可操作性，并可以保证医院战略的实施。

三、我国医疗机构薪酬制度现状

（一）我国医疗机构薪酬制度存在的问题

1. 薪酬设计上存在内部不合理性

医院作为救死扶伤的公益组织，关系着广大人民群众的幸福安康。医疗单位中的每一个工作人员，每天都承担着重大的责任和使命，尤其是中层技术管理骨干，他们要严格监管本部门或科室的一切工作，在高度紧张的工作状态下，其付出的体力劳动和脑力劳动都是非常大的，但是医院并没有给予这部分工作人员更多的回报，使得医院里的中层管理者的付出与回报严重失衡。

2. 薪酬的设计不具有外在的竞争性

医疗机构的发展，依靠的是人才的支持。具有高超技术的医生会给其所在医院带来较大的知名度，吸引大量患者就医，他们的声望与业务量直接影响着医院的经济效益，而高端人才的稀缺，更是抬高了他们的价值。但是，在我国不同地区，国企和外企的薪酬具有较大的差异。因薪酬结构不合理，致使医院留不住人才，或间接导致灰色收入的形成。

3. 重视利益而忽略了质量

现在多数医疗机构在对医护人员进行考核时，只考虑员工为医院创造的效益，却忽视了其大量的劳动付出以及工作质量，使一些员工为了获得更高的收益，在药效相同的情况向为患者开具昂贵药品，增加患者的经济负担。更有甚者，为了获得更多收益，医院的一些医生故意增加患者治疗的时间和次数，增加了大量的医疗消费。

4. 缺乏战略层面的分析和思考

一些医疗机构的薪酬设计不符合医院的战略发展要求，忽略了薪酬体制改革的初衷，而只是一味地强调薪酬的构成以及薪酬水平等问题。因此，在薪酬体系的制定要按照科学的程序一步步进行，首先需要考虑的就是医院的可持续发展问题。医疗机构的人力资源管理者要从实际出发，站在医院可持续发展战略层面分析思考有关薪酬设计的具体问题，这样建立起来的薪酬体系才是符合医院战略发展要求的，才能让薪酬体系发挥其应有的作用。

5. 薪酬方案的激励性不足

薪酬体系组成中的基本工资只是员工的基本保障，没有激励作用，而现代医院摒除平均主义后，更加注重的是对薪酬公平性和规范性的思考，却缺少了激励性。造成这个问题的主要原因是医院薪酬体系与员工的绩效考核脱钩，没有紧密联系，致使薪酬结构出现缺失。

6. 缺乏有效的评审和考核制度

尽管目前大多数的医疗机构都建立起一套专业的、完整的、细致的、明确的管理制度、行为规范、工作守则。但是，却没有建立相应的监督考核体制和考核执行人员；没有结合医院特色，缺乏实用性；各科室之间的沟通交流不顺畅，合作方式不明确；对患者的意见反馈也鲜少处理过问。

（二）医疗机构薪酬制度问题分析

1. 历史原因

现在市场经济已经取代了计划经济，但计划经济的影响并没有消失。在传统的计划经济的影响下，医院的所有物资也都是由通过计划而实现的。在计划经济体制下构建的薪酬制度，其主要的影响因素是员工的岗位级别、资历等，这种制度的最直接体现就是平均主义现象。虽然社会不断变革，计划经济对医院的影响依旧严重，医疗机构的薪酬制度改革也没有实质性成果。在某些医疗机构的不同级别，不同岗位员工的收入可能有了比较大的差距，但是这并不意味着这些医疗机构的薪酬体系是公平合理的，恰恰相反，他们用这种方式掩盖了薪酬体系的缺陷，减缓甚至是阻碍了薪酬制度改革的步伐。

2. 思想认识原因

虽然医疗机构是公益型单位，但其也是需要不断发展的，科学有效的人力资源管理是发展的基础，但目前很多医院并不重视人力资源管理，特别是对薪酬的管理。"人力资源是企业核心竞争力"在医院这个机构中，似乎只是一句空话。

3. 薪酬设计区分岗位性质，与绩效考核脱钩

以往医院采用的薪酬体系是以平均主义为基础的，以人的级别、资历等为中心而设计构建的，没有考虑员工工作强度、承担责任、应用技术等因素，更加不具备激励作用。随着经济的发展，医院应该顺应市场需求改变薪酬制度，将薪酬与员工绩效、岗位相结合，对员工的岗位进行细致分析，设计出公平、合理、完善的，且就有激励作用的薪酬体系。

4. 缺乏薪酬管理方面的技术、工具和专业人才

随着传统薪酬体系弊端的不断出现，医疗单位已经开始意识到薪酬管理在人力资源管理方面的作用。医院想要改变现状，却又缺乏一套适合自身医院条件和特点的可操作制度与技术，而且由于长时间的忽视，导致医院在薪酬管理方面的人才极度匮乏，这是医院亟待解决的难题。

医院现行的薪酬制度大多实行以职务工资为主要内容的结构工资制，随着医疗卫生事业的发展，其弊端日益显现，越来越不能体现按劳分配的原则。只要医院在保证国有资产保值增值及保证医院长期发展的前提下，在国家工资政策的指导下，完全可以打破原有的工资结构，自主决定员工的工资待遇，进行薪酬制度改革。

四、医院薪酬制度的改革探讨

（一）医院薪酬制度改革必须要考虑的因素

在国家有关政策的指导下，医院管理者要结合自身发展实际、医疗市场的整体情况，以及医院个体的发展特点，积极分析探索技术、管理等要素参与薪酬分配，有计划的逐步拉开不同岗位、不同劳动强度、不同责任的薪酬收入差距，逐渐形成以业绩、贡献为主要分配依据，向优秀人才和关键岗位倾斜的分配激励机制。

第一，薪酬制度改革必须具有促进医院的可持续发展的作用。薪酬制度改革根本目的就是保障医院的可持续发展。薪酬制度改革即是人力资源价值链的终点也是起点。如果薪酬制度改革不合理，那么新的价值创造过程就不会再开始。所以，薪酬制度的改革要着眼于未来，同时解决医院内部人员的矛盾，医院外部医疗市场的矛盾。另外，值得注意的是医院虽然不是以盈利为目的的，但其发展壮大离不开资金的支持，所以，医院在给付员工薪酬，扣除非人力成本后，一定要有盈余用以支持医院的可持续发展。

第二，薪酬制度的改革必须要有利于吸引和留住人才，增强医疗机构的核心竞争力。医院中岗位不同，工作的职责也不同，对医院的贡献也就会有所不同，为保障薪酬制度的公平合理，以及激励的有效性，医院人力资源管理部门在制定薪酬体系时，必须针对不同人员的岗位特点，工作性质与责任采取不同的分配激励方式。薪酬制度采用是否得当，直接影响着医院人力资源队伍建设。意大利经济学家帕累托提出的帕累托定律指出80%的收获源自20%的努力。我们可以理解为20%的员工为医院创造了80%的价值，我们完全可以认定这20%的员工是医院的核心竞争力。所以，在薪酬分配上，医院要明确哪些员工是那20%里的一员，并给予其应得的薪酬福利。这样，在薪酬制度上体现了公平合理，也能够吸引真正有能力的人才、留住人才，同时增强了医院的核心竞争力。

第三，薪酬制度改革必须能够支持医院战略的实施。薪酬制度的合理制定与有效实施，可以在一定程度上驱使医院发展战略的有效实施。因此，对薪酬制度进行改革时，医院要立足于其发展战略上，深度分析研究影响医院战略的要素，并将其结合薪酬制度加以遏制或鞭策。

第四，薪酬制度改革必须遵循公平、合理原则。医院的薪酬制度公平原则可以三个方面讨论：首先，横向比较。横向比较是指医院内部的员工，所有人的薪酬标准都应该是一致的，员工所得薪酬不同只能体现在其所达到的标准程度不同；其次，纵向比较。纵向比较是指一个员工在过去、现在和将来投入与回报的比例应该是稳定的，且有一定的增长。值得注意的是，一个员工的薪酬水平只能增长，不能降低，否则会引起员工极大的不满。最后，外部比较。外部比较是指医院的薪酬制度改革在医疗体系中，要求具有相同或相似能力的人才具有相似的薪酬标准和薪酬水平。

（二）医院薪酬制度的改革建议

从全球发展来看，一个国家的医院医生的薪资水平有效反映了一个国家的社会经济情况。随着我们国家目前社会经济不断地进步与创新，显示了现阶段我国的医疗结构地薪资体制水平并没有对外竞争性。一直这样下去，不仅医务人员的工作主动性以及稳固性会受到影响以外，也非常不利于优秀的生源选择学习医学专业，严重影响医学队伍的建设。所以，我们国家必须要创新医院薪酬制度，逐渐增强我们国家医务人员的薪资水平。

针对大型医院的改革，就应该充分全面考虑到医院的工作具有高投入、高风险、工作压力比较大、担当责任比较大等显著特点，按照国际规章制度增强薪酬支出在医院总金额指出的比例。

针对基层医院，倘若医院业务经济收入比较低，仍然不能使其医院的经营经济效益情况从实质转变，就应考虑通过医院财政部门实施补助的方式，进一步处理医务工作人员薪酬水平较低的问题。

笔者认为，在对医院薪酬制度进行改革时，相关工作人员可以采取以下几个措施：

第一，积极实施绩效工资模式。医院的绩效工资又被称为绩效加薪，或者奖励工资形式。医疗机构的人力资源管理者利用医院职工被聘上岗的工作为主要内容，结合实际岗位具体包含的技术含量以及责任大小、劳动强度等作为评定岗级的标准，以医院本身的经济效益以及劳动价位为依据并对工资薪酬进行参考，将其融合到工资总量中，按照员工劳动成果作为薪酬。

第二，完善薪酬劳动制度以及人事制度，紧密结合工资制度。具体绩效工资中包含员工的基本工资、员工工作年限中的年龄工资、员工在公立医院所从事岗位的工资、奖励工资等，但医疗机构要积极采取绩效工资形式，凸显医疗机构薪酬制度的优越性，提高本机构的人力资源管理质量。

第三，加大财政支持力度，积极调整机构中的薪酬水平与业务能力。近些年，我国政府对于医疗事业的发展非常重视，虽然在辅助力度上存在一些不足，但是目前也在不断完善中。我国政府在积极调整对医疗机构财政部门的资金支持分配，加大支持力度，提高资金比例，增加医疗机构发展费用的同时，还需要提升退休人员的工资，将医院中的业务收支进行合理分配。如果医疗机构的实际支出不断上升，并且经营成本也在逐渐提高的话，在这种发展背景下，就需要政府对其提供更多帮扶，来缓解医疗机构成本支出增加的压力。另外，我国政府还要不断扩大医疗机构的资金拓展范围，树立关键性的发展与经营目标，改善资金循环问题。

当前从事医疗行业的工作人员的工作相对来说比较低，尤其是公立医院，与其他行业相对来讲竞争比较弱。因为受医院制度的影响，与外界接触较少，行业竞争力较低，虽然接受教育程度较高，但是从事的工作强度与风险都较大，薪酬制度与工作强度不匹配。结合上述研究中的资料调查，相关人员需要及时调整医院的薪酬制度，降低工作压力，提高薪酬标准，缓和工作与薪酬的矛盾。

薪酬制度的改革是医院改革的重要组成部分。医院要坚持其公益性机构的角色与地位；坚持政府职能与公共事业运作功能分开的原则；坚实监督管理与举办的职能分开；坚持社会效益首要位置不动摇；坚持实行经营权与所有权分离的原则。医院还要学习其他国家或地区先进的管理方法，鼓励探索创新，为实现医院现代化管理、合理薪酬制度体系的制定提供有益条件。这样才能做好薪酬制度改革，才能带动员工的积极性，才能使新机制的实行落到实处。

每项改革举措的不是轻易就可以完成的，要实现的目标也是多元的，这就需要相关工作人员提高改革的意识、做好准备工作，保证医院薪酬制度改革能够有序进行，为医院为可持续发展贡献力量。

在我国医药卫生制度改革的大环境下，在社会经济发展的前提下，医院要不断探索、鼓励创新。在改善医疗机构工作人员薪酬体制方面，医院的人力资源管理部门要不断探索新道路，找到科学合理增加医务人员的收入，调动员工积极性，不断激励员工创造价值的新方法。因此，笔者认为，以严谨的、全方位的工作绩效考核为根本，构建新的薪酬制度，吸引优秀人才，壮大医疗队伍，提高医务人员的整体素质，可以有效提高我国的医疗机构为社会提供公益服务的质量与效率，同时推进医院体制改革，促进我国医疗服务事业不断发展，成为新时期保障广大民众社会福利的中坚力量。

第八章 员工保障

第一节 劳动保护

一、劳动保护的概念

劳动保护是指国家和劳动者所属单位为了保护劳动者在生产过程中的安全和健康免受侵害的一种保护措施。它主要是依靠国家的法律、法规来保证其实施，并在法律的层面上消除危害劳动者人身安全的一切不良行为和条件；并在先进技术手段的基础上完善工作环境和基础设备，使劳动者在劳动过程中得到保护。劳动保护的对象是指从事一切劳动的相关人员；劳动保护的内容包括劳动安全保护、劳动卫生保护、女工保护、未成年工保护、工作时间和休假制度保护。由于文章的篇幅有限，下面将只介绍劳动安全保护和劳动卫生保护两个方面。

（一）劳动安全保护

劳动安全又被称为职业安全，是指劳动者在劳动过程中依法享有的人身安全保障，人身安全保障包括防止中毒、触电、火灾等危害劳动者人身安全的一切事故。

为了保障劳动者在劳动过程中的安全，就需要在劳动过程中消除危害劳动者人身安全的事故，并防止与生产有关的设备遭受破坏。因此，《中华人民共和国劳动法》以及其他法律、法规为保障劳动者人身安全和生产设备安全制定了一系列的劳动安全技术规程。第一，机器设备安全。在保证机器设备安全的时候首先需要企业采取相应的措施保证该设备处于安全状态；劳动操作的时候需要接受岗前培训，确保劳动者可以熟练使用该机器设备。第二，电气设备安全。劳动者在生产过程中需要注意电气设备各类潜在的安全危险，包括电磁场危险、人体工程危险等，这些危险都会在一定程度上危害人身安全。第三，锅炉和压力容器的安全。劳动人员在进行生产操作的时候首先需要接受岗前培训并掌握锅炉和压力容器的工作原理。第四，建筑工程的安全。为了保证劳动者的人身安全，企业需要定期地对工作人员进行系统的安全培训，在整个安全培训的过程中，需要以劳动安全责任制、先进的技术手段作为保障安全的主要工具；同时需要加大对于安全管理的重视程度，因为不良的管理方法往往会造成更大的安全事故。第五，交通道路的安全。在保证交通道路安全的时候需要进行安全意识的教育，需要加大对人、车的管制。在生产过程中，企业必须按照这些技术规程来开展生产工作，这将在很大程度上避免事故的发生。

随着经济的发展，劳动保护的范围越来越宽泛，但还不包括劳动报酬保护等方面的内容，也不包括卫生保健类的内容。此外，劳动者在生产过程中还会遇到各种影响身体健康的问题，如工人未成年、过度的生产劳动、劳动时间过长等。

（二）劳动卫生保护

劳动者在劳动的过程中不可避免地会受到各种有毒物质和有害气体的危害，所以为了保护劳动者的人身安全就需要在生产过程中对劳动者实施劳动卫生保护，这在很大程度上会减少职业病的发生。因此，为了保护劳动者在劳动生产过程中的人身安全，国家陆续出台了相关法律、法规，如《中华人民共和国劳动法》《中华人民共和国环境保护法》《中华人民共和国安全生产法》《中华人民共和国职业病防治法》等。

劳动卫生保护的规程主要包括以下几个方面：第一，防止粉尘危害。粉尘是指在空气中悬浮的固体颗粒，粉尘的种类有很多种，人们常见的灰尘就是粉尘的一种，还包括粉末、沙尘等。粉尘产生之后会吸附空气中的有害物质，这些物质会给人体带来一定的危害，对于生产工作人员来说，会影响人员的身心健康。所以为了防止粉尘的危害，企业可以采用通风防尘的方法进行净化，并在生产过程中对工作人员进行教育，定期对人员提供身体检查。第二，防止有毒、有害物质的危害。有毒、有害物质的危害是指工业重金属、刺激性气体、农药等有害物质对人体健康造成的危害。所以，需要企业在生产过程中加强职业卫生管理，包括制度的完善、设备的定期检修等。第三，防止噪声和强光的刺激。在生产过程中企业可以为劳动者准备防止噪声和强光刺激的用具，如防护面罩等。第四，防暑降温和防冻取暖。在生产过程中如果温度过高，可以定时往地上洒水，但前提是不会对生产产生影响；如果温度过低，企业需要给劳动者提供御寒的用具。第五，通风和照明。在生产过程中，需要保证通风和照明的安全，因为良好的通风可以降低生产环境中的粉尘和其他有害物质，而照明可以使劳动者清晰地辨认出生产过程中可能出现的一些问题。第六，个人保护用品的供给。在生产过程中，企业需要为劳动者提供基本的防护用品，这些用品的提供可以最大程度上保证劳动者的身心健康。

二、劳动保护措施

（一）组织措施

首先，制定和完善劳动保护法规和规章制度。在劳动生产过程中，劳动者会遭受各种各样的危害，这些危害会在不同程度上影响人员的身心健康。所以，需要有关政府、企业管理人员、相关工作人员明晰自身的工作职责，但首要的是政府需要在劳动保护、劳动安全、技术标准上制定和完善劳动保护法规和规章制度。除了以上的几种劳动制度外，还应该根据城市具体的用工标准制度符合实际的工作时间和休假制度等。

其次，设置劳动保护监察部门，指派固定的监察员进行监察。任何制度的实施都离不开相关人员的监察，如果没有监察就会出现权力的滥用、技术生产不达标、劳动者利益无法保障等问题。所以在生产的过程中，需要在劳动保护部门设置国家监察员，负责监督单位和个人对劳动保护的执行情况。在监察的过程中如果发现不达标的情况，监察人员有权停止生产，甚至对相关人员进行处罚。

再次，加强对劳动保护的科学研究。任何法律、法规的出现都与社会一段时间内的发展状况相适应，所以任何法律、法规都不是一成不变，都会随着经济的发展发生改变。因此在劳动保护实施的过程中，企业和个人可以针对具体的问题向政府相关单位寻求帮助。此外，在生产过程中，企业需要根据生产的需要研发出适合生产的新技术、新设备，这一方面可以加速生产的完成，另一方面可以加强对人员的劳动保护。

最后，开展劳动保护教育。劳动保护教育不只是对已经参加工作的人员进行教育，还要对未参加工作的人员进行教育。例如，可以在学校中开设劳动保护专业，让学生在未出校门前就接受劳动保护教育，这可以在很大程度上提高学生的劳动保护意识。开展劳动保护教育的方式有很多种，如在电视、广播上开展劳动保护教育，以这种方式开展的劳动保护教育受众比较广，传播速度也比较快。

（二）技术措施

除了在组织上对劳动者进行保护外，还应该在技术上对劳动者进行保护，这是因为在生产过程中存在的危害，很多不是通过组织领导就能避免的，所以需要对劳动者实施技术上的保护。在劳动生产过程中，管理者需要对可能产生机械性危害的地方进行防护，如对容易割伤人的刀具采取预防性防护；对有毒、有害性作业采取预防性防护和应急防护。

随着经济的发展、社会的进步，人们对劳动者的保护更加细致，如为劳动者构建良好的工作环境；为劳动者提供防护性较大的生产工具等，这在很大程度上将会减少经济类的损失，同时也可以保护人员的身心健康。《中华人民共和国劳动法》对此有明确的规定，用人单位必须依照劳动法的相关规定开展工作，并在生产过程中对劳动者开展劳动卫生安全教育，如环境卫生教育、劳动用具安全教育、劳动技术安全教育、劳动人员安全教育。与此同时，用人单位需要对从事有职业危害工作的人员开展定期的身体检查，对身体健康出现问题的人员应及时送到医院医治。

三、劳动保护的意义

（一）劳动保护是我国的一项基本政策

自中华人民共和国成立至今，劳动保护一直都是党和人民高度重视的事情。早在 1956 年国务院就发布了《工厂安全卫生规程》《建筑安装工程安全技术规程》和《工人职员伤亡事故报告规程》，并指出："'改善劳动条件，保护劳动者在生产劳动中的安全健康'是我们国家的一项重要政策。"在全国人大七届四次会议上通过的国民经济第八个五年计划纲要中，明确规定了要"加强劳动保护，认真贯彻'安全第一，预防为主'的方针，强化劳动安全监察，努力改善劳动条件，努力降低企业职工伤亡率和职业病发作率"。随着经济的发展，国家越来越重视对于劳动者的劳动保护，并开始不断完善相关法律、法规，以求在立法方面加强对劳动者的保护。

保护劳动者的生产安全是我国的一项基本国策，是各类企业进行安全生产的基本原则。因此，在生产过程中只有加强对劳动者的劳动保护，才能确保生产安全，才能使企业避免频繁发生事故，才能使企业长治久安。企业如果不对劳动者进行保护，势必会危害千万劳动者的合法权益，这将不利于社会的发展，不利于国家形象的建立。

（二）劳动保护是促进国民经济发展的重要条件

劳动保护不仅具有法律上的意义，而且还具有经济上的意义，在经济上的意义具体表现为以下几个方面。第一，人是企业开展生产的主要因素。一个用人单位要想顺利地开展生产活动，就需要对人进行管理，如对人进行安全生产管理。在对人进行安全生产管理的时候，企业需要采取有效的措施减少危害生产安全的因素，消除影响生产安全卫生的不利因素，同时需要为劳动者创设舒适的劳动环境，这可以在一定程度上提高劳动者的工作热情，另外良好的工作状态可以有效避免各类安全事故的发生，可以有效提高工作效率。此外，在生产过程中还需要加强生产的劳动保护，这是因为有效的生产劳动保护可以减少人员的发病率及伤亡情况；还可以减少生产设备的损坏，这在一定程度上节约了生产成本。企业可以将节约的生产成本放到其他地方，如改善生产环境等，这将会提高劳动者的生产效率，将会带来更大的经济收益。

随着经济的发展，劳动保护已经成为保障劳动者合法权益的一项有力措施。在生产过程中，如果用人单位和个人可以很好地认识它、使用它，将会取得意想不到的效果；反之就会受到法律的制裁。例如，山西省洪洞县三交河煤矿的瓦斯爆炸事故造成了147人死亡、6人受伤，并造成了严重的经济损失，整场事故发生的原因是部分工作场所出现串联通风的现象，且下班前井下由于停电的原因使井下的通风停止，这使得大量的瓦斯聚集而产生爆炸。这起事故的发生给各类企业都敲响了警钟，这就要求各企业在平常的生产、生活中牢固树立安全第一的思想。

四、我国劳动保护的基本理论

（一）我国劳动保护的建立与变迁

20世纪70年代以前，我国实行的还是行业管理体制。行业管理体制是指行业内产业部门对本部门的生产人员安全、生产卫生安全、生产技术安全等负责，也就是行业内产业部门自行对该行业的生产安全负责。20世纪70年代末至20世纪80年代初，这个时期我国的安全管理体制发生了明显的变化，国家为了统一管理全国的安全生产工作，在这个时期设立了国家劳动总局（State Administration of Labor），它的主要职能是统筹管理全国的生产劳动保护工作。

事实上，在国家劳动总局成立的时候，行业内产业部门的工作也有了非常明显的革新，与此同时工会劳动保护的工作也有了明显的改善，因此形成了三头并进的局势。这个时期我们国家把劳动保护确定为国家监察、行业管理、企业负责、群众监督的安全监督管理体制。显然这种体制的出现不是凭空产生的，而是社会主义经济发展到一定时期的产物，并且这种劳动保护模式与其他国家的劳动保护有很多相似之处。

20世纪90年代后期，我国正处在计划经济向市场经济转型的关键时期，原来的劳动保护制度在这个时期受到了很大的冲击，这也使人们不得不寻求更加适合经济发展的劳动保护制度。随着经济的发展，人们对劳动保护的认识不断提高，人们开始在原来劳动保护工作管理体制上进行创新，具体表现为：劳动保护的划分更加清晰，将生产过程中的安全监察划入国家经贸管理；将生产过程中的卫生监察划归卫计委管理等，这样的划分会使各个部门的生产管理体制更加完善，将会更好地完成安全卫生监察的管理工作，将会在最大程度上保证劳动者的人身安全。

（二）安全第一方针的确立与发展

20世纪90年代后期，随着国家劳动总局的成立，安全第一的方针政策也被明确地提出，但是安全第一方针的确认和落实却经历非常长的时间。安全第一是指企业在开展生产活动的时候需要把劳动者的安全放在一切工作的中心位置。这是因为一切工作的开展都是围绕着人进行的，没有人的参与，生产工作将很难开展下去，因此需要用人单位始终坚持安全第一的工作方针。值得注意的是：在生产的过程中，难免会出现安全与生产发生矛盾的时候，这个时候就需要管理者把握企业发展的主体方向，把握国家的政策方针。

（三）安全卫生法规建设与深化

随着改革开放的深入发展，我国的经济也有了大幅度的提高，这就缩短了计划经济向市场经济过渡的时间。在我国逐渐过渡到市场经济的时候，市场经济也显露出了它的显著特征——依法管理。随着经济的发展，人们对于劳动保护的认识有了显著的提高，我国劳动保护工作也在很多方面显露了市场经济应有的特征。就劳动保护工作来说，在计划经济时期也是有专项法规的，如1956年国务院发布的《工厂安全卫生规程》《建筑安装工程安全技术规程》和《工人职员伤亡事故报告规程》等。这些法律、法规从立意到正式发布，经历了非常的时间，花费了巨大的人、财、物，但这是我国进入劳动保护领域的必经之路。相比于立法来说，执法显得更加困难，经历的时间也更加漫长，但是经过不断的努力，这项工作明显有了显著的成绩。

（四）安全卫生标准建设与接轨

标准是规范之一，标准是一个事物活动的范围，换句话说，事物只有在标准范围内活动才是合理的。就劳动保护范围来说，安全卫生标准可以分为以下几类：浓度标准、产品标准、管理标准。在这里要区分安全标准和卫生标准两者概念，安全标准是指通过建立安全生产制度，强制劳动者遵守，并在生产过程中依靠安全生产制度消除隐患和监控危险源等；卫生标准是指在安全生产过程中起指导作用的标准，其涉及面很广。企业建设安全卫生标准是开展劳动保护监督工作的一项重要措施，这将贯穿企业劳动生产的始终。

第二节 社会保险制度

社会保险是社会保障制度的一个最重要的组成部分，是各个国家根据一定的法律法规，以社会保险基金为依托，为参加劳动（工作）的社会成员提供基本生活权利保障的制度。社会保险的本质是维护社会公平，进而促进社会稳定和经济发展。第一，社会保险是由社会向丧失能力或暂时失业的个人或家庭提供的一定的经济保障，这只能满足个人或家庭的基本生活需求，并且超出了家庭和社会的界限。第二，社会保险不是企业家的善心举动，而是由政府主导的行为，政府为了保障其实施，会通过相关立法和行政手段保证其目标的顺利实现，这完全不同于个人的社会保险和商业保险。第三，社会保险除了向个人或家庭提供物质性的帮助外，还会给予个人或家庭一定的现金支持，为了保证这些可以顺利达到有需要的人的手中，我国还建立了全国性的社会服务体系。

一、社会保险的相关概念

为了避免各种风险给人类社会生产生活带来的损失和不幸，人们逐渐认识到了保险的重要性及迫切性，社会保险制度应运而生。

（一）社会保险的含义

社会保险是指国家通过强制手段对失业或者丧失劳动能力的劳动者给予的一定物质补助。社会保险的概念主要包含以下几个方面：

其一，社会保险的存在是因为劳动者在劳动的过程中会产生各种各样的风险，所以这就要求用人单位为劳动者进行投保，进而保障劳动者的人身安全，并在劳动者失业或丧失劳动能力的时候保障其最低生活标准。

其二，社会保险是一种由国家强制力保证实施的保险，是为了在一定程度上缓解社会分配不公的现象，有利于社会的稳定和人民的幸福生活。

其三，社会保险可谓取之于民，用之于民。取之于民是指社会保险源自国家的财政支持以及企业与个人的税收。用之于民是指国家和政府相关部门会将用于社会保险的资金按照一定的标准分配给有需要的人群。

其四，社会保险是一种社会风险分散机制，基本目标是维持劳动力的再生产，以解决社会问题、确保社会安定为目的。

其五，社会保险是政府在某种社会价值理念的指导下，为了达成一定的社会目标而实行的一系列社会和劳动政策。

（二）社会保险的基本要素

社会保险的基本要素是构成社会保险制度必不可少的方面，主要包括社会保险当事人、社会保险结构、社会保险基金统筹、待遇的享受条件、待遇的计算依据等。

1. 社会保险当事人

社会保险当事人包括保险人、投保人、被保险人和受益人。保险人又被称为"承保人"，是指依法经办社会保险业务的主体；投保人又被称为要保人，是为被保险人利益向保险人投办社会保险的主体，一般为用人单位；

被保险人又被称为受保人，是直接对社会保险标的具有保险利益的主体；受益人是基于与被保险人有一定关系而享有一定保险利益的主体。

2．社会保险结构

社会保险一般由国家基本保险、用人单位补充保险和个人储蓄保险三个部分构成。其中，国家基本保险是由国家统一建立并强制实行的，为全体劳动者平等地提供基本生活保障的社会保险；用人单位补充保险是由用人单位自主为劳动者建立，旨在使本单位劳动者获得进一步物质保障的社会保险；个人储蓄保险是由劳动者个人根据自己的收入情况，以储蓄形式为自己建立的社会保险。

3．社会保险待遇享受条件

享受社会保险待遇，必须具备一定的法定条件。社会保险主要面向劳动者进行开放，这是一种依靠国家强制力保证实施的社会性制度，这项制度主要针对劳动者依法享有的权利。社会保险要求劳动者在参加生产劳动之前需要与用人单位签订劳动合同，用人单位需要根据劳动合同上的相关规定为劳动者缴纳各项社会保险基金。这项制度的执行将在很大程度上消除劳动者在养老、失业、职业伤病上的顾虑，将使劳动者与用人单位和谐共处。但是，相关人员要想依法享有社会保险的待遇，需要具备享受社会保险待遇的主体资格。

4．社会保险基金统筹

社会保险的功能由国家统一规划，政府各部门需要按照一定标准对资金的来源和使用进行有效的管理，并在一定范围内保证资金的合理利用。在使用的过程中社会保险需要充分发挥它的社会作用，需要保障失业或丧失劳动能力人的基本生活需求，即充分挥发它的社会保障功能。

5．待遇的计算依据

社会保险待遇计算的依据包括工资、工龄、保险费、特殊贡献和经济社会政策等。其中，工资是确定社会保险待遇的重要依据。

（三）社会保险的特征

社会保险对劳动者存在的意义是当劳动者生育、失业、丧失劳动能力等的时候，社会保险可以在一定程度上解决劳动者的基本需求，为劳动者提供最基本的物质保障。从社会保险的内容看，社会保险要想顺利地开展下去，需要有强大的资金支持，所以我们可以说社会保险的前提就是经济保障。社会保险具有以下几方面的特征：

1．强制性

社会保险的存在是因为我国想要在国家层面上保障公民的基本生活，社会保险规定了任何一个劳动者都必须参加社会保险。因此，社会保险带有一定的强制性，即强制保障人体健康、人身安全等。

2．互济性

社会保险主要源自个人向国家缴纳的所得税，这种缴款在形式上与商业保险的保费有某些相似之处。但是，社会保险的缴费完全是建立在有自助、自保和互助互济基础上的。

3．社会性

社会保险主要是由个人、个人所在的单位、国家共同缴纳，保障了个人基本的生活所需。国家在法律层面规定社会保险的缴纳方式，在一定程度上避免了社会保险资金来源的单一渠道，增加了社会保险的基数，同时也增加了社会保险的保险系数。但实际上，企业为员工缴纳的社会保险不是额外的工作报酬，而是劳动者实际工资的一部分；国家为劳动者补贴的部分，体现了我国政府是一个负责任的政府。

三、社会保险的内容

（一）基本养老保险

随着经济的发展，我国的基本养老保险制度越发的成熟。在这一制度下，国家将强制用人单位和个人必须依法缴纳养老保险，并在一定年龄后向劳动者发放养老基金，从而保障其基本生活需要。

1. 基本养老保险费的缴纳主体

基本养老保险费的缴纳主体主要包括两个方面：一方面，基本养老保险由用人单位和个人共同缴纳；另一方面，没有用人单位的个人，需要按照当地养老保险相关单位的规定依法缴纳，但其费用由个人全部承担。

2. 基本养老保险费缴费基数计算

第一，企业为劳动者缴纳的基本养老保险应以企业员工的工资为标准来进行计算，具体的缴费标准不能超过企业工资的20%。我国是一个地域广阔的国家，各省市的经济发展水平各不相同，所以具体的基本养老保险缴纳标准需要按照各省市的实际标准来确定。

第二，按本人缴费工资11%的数额为职工建立基本养老保险个人账户，个人缴费全部记入个人账户，其余部分从企业缴费中划入。随着个人缴费比例的提高，企业划入的部分要逐步降至3%。个人账户储存额，需要参考每年银行的同期存款利率计算利息。个人账户储存额只用于职工养老，不得提前支取。职工调动时，个人账户全部随同转移。职工或退休人员死亡，个人账户中的个人缴费部分可以继承。2005年12月，国务院发布的《关于完善企业职工基本养老保险制度的决定》规定，自2006年1月起，个人缴纳基本养老保险费的比例统一为8%。

第三，在实际执行中，有的地区企业缴纳基本养老保险费以企业的工资总额为缴费基数，有的地区以本企业职工缴费基数之和，即以本企业职工在当地上年度职工平均工资的60%～300%以内部分之和为基数。

（二）失业保险

失业保险是指劳动者在缴纳失业保险后，国家和社会在其失业期间给予的一定物质帮助，并促进其从失业走向就业的一项措施。

1. 享受失业保险待遇的条件

《失业保险条例》规定，要想享有失业保险需要具备以下几点要求：第一，失业的劳动者已经依法缴纳过失业保险，并且缴纳的时间需满12个月；第二，如果劳动者是自愿从用人单位离职的，将不会享有失业保险所规定的一切福利，非本人意愿（被动失业）中断的除外；第三，已经在相关部门进行失业登记，并且在一定时期内可以恢复就业的人员可以依法享有失业保险。

2．停止享受失业保险待遇的法定情形

失业保险保障的是失业人员在失业期间的基本生活，因此如果失业者不符合《失业保险条例》中的相关规定，就应该立即停止相关待遇的享有。含有以下情况的都将不会享有失业保险待遇：第一，失业者在失业期间重新找到工作并就业的；第二，符合国家要求，应征服兵役的；第三，失业者本人有基本养老保险的；第四，因违反国家法律、法规被判刑的。

3．失业保险基金的筹集

失业保险基金主要由下面几个部分组成：第一，企事业单位为劳动者所缴纳的失业保险；第二，随着失业保险基金基数的增加，失业保险基金会产生利息，这个利息也是失业保险基金的构成部分；第三，失业保险基金构成中有一部分来源于国家的财政补贴；第四，除了企事业单位缴纳的失业保险、利息、国家的财政补贴，还有一部分是依法纳入失业保险基金的其他资金。

（三）工伤保险

工伤保险是指劳动者在劳动时间和劳动场所范围内因特殊情况而使人身安全受到侵害或患有职业病的，并使劳动者短期或长期或永久丧失劳动能力的，劳动者依法享有国家和社会所给予的社会保险制度。

按照《工伤保险条例》的相关规定，人们会发现判定工伤的主要有以下几种：第一，劳动者在劳动时间和劳动范围内，因工作原因而使劳动者人身安全受到侵害的；第二，劳动者从事的工作并未在规定的劳动者时间内，但在劳动场所范围内，从事与工作相关的事情而导致人身安全受到侵害的，也将依法享有工伤保险；第三，在劳动时间和劳动场所范围内因履行工作职责而遭受暴力使人身安全受到侵害的，也将依法享有工伤保险；第四，劳动者所从事的工作使劳动者患上职业病的，值得注意的是职业病部分大小，只要是对人身安全造成危害的，都将依法享有工伤保险；第五，未在劳动时间和劳动场所范围内，但因出差的原因而使人身安全受到侵害的，也将依法享有工伤保险；第六，法律、法规认定的其他工作情形。

（四）生育保险

1. 生育保险的对象

生育保险的对象主要包括以下几类：第一类，生育保险是只对已婚妇女开放的一种保险，具体是在经济上给予孕妇一定的帮助。第二类，生育保险只适用于到适婚年龄的女性，未到法定年龄结婚的女性不享有生育保险所规定的权利。第三类，除了以上两种情况外，生育保险的实施需要符合国家计划生育的基本规定，违反计划生育规定的女性将不再享有生育保险的福利。

2. 生育保险基金的筹集

生育保险根据"以支定收，收支基本平衡"的原则筹集资金，由企业按照其工资总额的一定比例向社会保险经办机构缴纳生育保险费，建立生育保险基金，在这里需要注意的一点是职工个人不缴纳生育保险费。

第九章 当前医疗机构人力资源管理及创新

第一节 医院人力资源管理存在的问题及对策分析

医院是我国医疗系统的重要组成部分之一，在复杂而又多变的市场环境当中，特别需要人力资源管理部门对医院进行人员的管理，因为只有这样，医院的员工才可以更好地为病患服务，才能在市场环境中立足，才能在公众心中树立良好的医院形象。但是随着经济的发展，很多医院的人力资源在管理员工的过程中会出现各种各样的问题，这些问题在一定程度上影响医院人力资源管理的效果，影响了医院为患者服务的初衷。因此，我们需要对目前医院人力管理当中存在的一些问题作出评析，以及对这些问题给出针对性的对策。

一、我国人力资源管理现状

（一）人力资源管理理念落后

随着改革开放的不断深入，我国经济正以迅猛的势头向前发展。在经济发展的过程中，我国各类企业获得了突飞猛进的进步，并在各自领域上取得了非凡的成绩。但是随着我国市场经济的不断转型，各类企业并没有跟上市场经济发展的步伐，这使得各类企业人力资源管理的发展受到了阻碍。具体表现为：各企业的人力资源管理仍然采用传统的管理模式、管理经验以及管理手段。这导致了现今的人力管理仍存在简单粗放的管理特征，也严重影响了企业管理的效率，影响了企业的长足发展。

（二）人力资本投资重复浪费

在复杂多变的市场经济背景下，各企业开始把人力资源管理放在企业发展的战略位置，对于人力资源的投入力度也逐渐加大。但是由于市场经济的复杂多变以及各企业存在其他的问题使得即使企业对人力资源的投入加大，也很难取得显著的效果。人力资源管理方面的投入与企业其他方面的投入存在很大的差别，主要表现为人力资本的投入具有学习性的特点，各企业在进行人力资本投入的时候，需要对企业的员工进行教育投入，并且这种教育的投入不是一次性完成的，而具有长期性，企业需要每年定期组织企业员工进行培训，并根据员工自身的特点进行培训，这个培训需要考虑企业的实际情况，不能一味地进行重复性的投入，而应该适时适当地进行投入，只有这样才能使企业获得长足的发展，才能使企业人员的素质与经济的发展相匹配。

（三）培训教育流于表面形式

现今人力资源管理区别于传统人力资源管理的原因是现今的人力管理可以使企业的人力资源获得最大限度的增值。因此，企业要想获得人力资源方面增值的一个最明显的途径就是对企业人员进行素质培训，这个素质培训包括对企业人员职业道德素质的培训以及专业技能的培训。一般来说，企业在新员工入职的时候就会对新员工进行一定的素质培训，这个培训的目的是让员工了解企业的整体发展流程、企业的综合水平以及企业对员工的素质需求，这个素质要求就包括企业对员工的职业道德素质要求，以及企业对员工的专业素质要求。但是在素质培训的过程中，企业只注重对新员工的素质培训，而忽略了对于老员工的持续培训工作。所以，企业如果要想长久的发下去，就需要对新老员工开展不同层次的培训。随着经济的发展，很多企业已经开始了对新老员工采取不同层次的培训模式，但是，也有很多企业在培训的过程中存在各种各样的问题，如针对老员工的培训，完全是流于表面的形式，这样会使老员工丧失参加培训的积极性，也会使新员工懈怠。所以，这个培训不但不会使企业获得持续发展的生命力，而且会给企业的持续发展带来严重的阻碍。

二、加强人力资源管理的必要性

（一）树立以人为本的管理理念及企业文化

随着经济的发展，企业要想在全球化的背景下提升企业的人力资源管理效果，就需要正视全新的人力资源管理，就需要在人力资源管理的过程中引进新的管理经验。人是企业进行生产活动的核心，没有人企业将无法继续扩展。因此，企业文化便成为企业持续发展的不懈动力，而对企业文化影响最大的就是对于人力资源的有效管理。所以，企业文化应该是把人处于核心的位置，以人为本，一切以人的需求为企业发展的根本需求，这才是可以促进企业价值观实现的保障，而构建以人为本的企业文化目的是激励员工不断焕发持续工作的热情。对于现今的企业来说，原来的人力资源管理与现今的经济发展形势不相适应，但是现今的人力资源管理如果不与传统的人力资源管理相结合，将会在一定程度上阻碍企业发展，甚至会让企业在发展的道路上多走很多弯路。所以，企业需要将传统的文化与现代的文化进行融合，这样才可以更好地彰显企业个性，可以更好地促进企业不断地向前发展。例如，现今的企业通过对员工进行培训，这将会在一定程度上提升企业员工的专业素质，并通过人文关怀，如通过学习、旅游等方式，对企业文化进一步的宣传，使员工认同企业文化，并在企业中找到归属感，真正成为企业的一员，从而真正有效地调动企业整体的活力，并使企业不断的向前发展。

（二）注重人力资本节约与增值

随着经济的发展，社会的不断进步，企业的人力资源管理从最初对人的管理逐渐过渡到对人力资本的管理，这充分显示了企业在人力资源管理方面所追求的目标。但是，企业要想通过人力资源的管理促进企业不断向前发展，就需要注重人力资本的节约与增值。

所谓人力资本管理，就是指企业的管理者需要对劳动者本身所具有的知识、能力等进行管理，并需要对劳动者后续增长的知识、能力进行管理。

对于劳动者来说，人力资本管理主要是对劳动者在培训过程中所获得的知识、能力、技能等方面的管理。对于企业来说，对人力资本的管理，将有效地促进企业的长足发展。企业在人力资本管理过程中，将会通过各种方式使人力资本持续积累和增值。因此，企业在发展过程中，要想紧跟时代发展的步伐，就需要在发展过程中逐步提升人力资本的投资力度，包括对企业员工的培训、企业员工的考核以及持续教育等方面均需要提高投入的力度，并在投入过程中减少不必要的损失。

为了提高企业人员的工作效率，企业可以在人力资本管理过程中增加激励投资的投入力度，这可以帮助企业在最大限度上提高人员的工作效率，激发人员的工作热情，可以帮助企业留住各种人才。

（三）构建分层次的培训教育体系

企业要想实现人力资源的管理目标，就需要对企业内部人员进行教育，这是因为教育是提高企业人员素质的有效途径。企业在人力资源管理过程中可以通过教育，全面提升企业人员的素质和水平，并针对企业成员自身的不足，给予不同层次的教育培训。在企业发展过程中，企业可以根据自身管理结构培育不同层次的人才，如果企业缺少技术方面的人才，就可以加大技术人才的培养力度，如果企业缺少发展潜力的人才，就可以优先培养企业的管理人才，这可以为企业将来的发展提供保障。与此同时，企业在发展过程中不应该只注重对新员工的培训以及对管理阶层的培训，还应该针对老员工进行定期的培训，这个培训可以保证老员工持续地为企业的建设提供力量。

三、医疗机构人力资源管理的相关内容

（一）医疗机构人力资源管理特征

1. 医院人力资源整体价值较高

一般情况下，医院在人力资源管理方面的投入会比其他行业投入的多，培养周期也会相对较长，这是因为医院较其他行业特殊，所需要的技术水

平较高，同时也是因为医院是保障公众健康的场所。所以，医学专业的学生，从学校毕业以后需要在医院学习很长时间，这和其他专业的学生不一样，其他专业的学生只用在相关企业学习一个月或者半年的时间就可以上岗工作，而医学专业的学生需要在医院长时期的积累经验。所以，医学专业的人才会比其他专业的人才投入力度更大，人才的最终价值也会更高，这就说明医院整体的人力资源价值相对较大。

2．在医院人力资源管理中对个人劳动成果较难进行统计

当前医院人力资源管理中对于个人劳动成果的统计较为困难。导致这种情况出现的原因主要有三个方面。

第一，由于每个病人的病情不一样，所以很难对医务人员的劳动进行有效的监控。同时由于医务人员的劳动不能以劳动数量的多少来衡量，所以这更加导致了医务人员的劳动难以监控，劳动绩效难以计算。与此同时，在医务人员劳动的过程中存在很多的隐性知识，这就需要管理者采取不同的方式对医务人员的劳动成果进行衡量。

第二，医院人力资源的绩效难以开展，这是因为医务人员的劳动成果难以衡量导致的，这也和病人的病情有关。比如，有的病人患有感冒，这个病情很好控制，也比较容易痊愈，如果用这个衡量医务人员的劳动成果相对就会快一些，但是有的患者患有慢性疾病，这种病是需要长期进行治疗的，恢复的也比较缓慢，并且痊愈的概率也是比较低的。所以，如果医院对这两种疾病采取一样的考核方式，就显得有失公准。

第三，当医院在为一个病人进行诊治的时候，往往起作用的不是某一个医生，而是多个医生，甚至是一整个专家团队。当遇到这种情况的时候，就会出现两个问题：一种是病人所患的疾病是当前医学领域都认为比较难治愈的，这种疾病一旦出现就需要多个医疗队伍进行配合；另一种是病人的恢复比较困难，这类恢复往往需要医务人员对其进行长期的观察，并且这个恢复涉及多个部门的配合。这两类问题所涉及的绩效相对来说都比较

难以计算，如果按照平均分配显然是不合理的，因为在治疗的整个过程中每个人所发挥的价值是不一样的。

3. 医院人力资源总体的流动性比较强

目前，在市场经济的大背景下，很多医院都存在杰出医务人员流失的情况，这不是价值观的缺失，而是一种价值观的选择。随着经济的发展，我国人民的综合素质越来越高，因此在面对现实价值选择的时候，人们往往比较重视自身价值的实现，所以在现今的医院管理中，青年的流动性比较强。现今的医院要想留住青年人，就需要改变自身的发展模式，同时医院需要将自身的发展与青年人的发展相结合，最大限度保障青年自身价值的实现。

（二）医院人力资源管理的原则

在现代技术的刺激下，各种先进的管理理念与方式不断涌现，为医院人力资源管理的创新提供了条件。尤其是信息技术的出现，使得原来的医院人力资源管理系统变得更加成熟。人力资源管理是医院管理中的重要组成部分，对其特点的把握能够更好地指导管理，提升管理的效果。

1. 人本性原则

人力资源管理的对象是人，即对人各方面的管理，因而管理中理应突出以人为中心的思想，从人本理念出发，做好"人"的工作。人力资源注重人才的挖掘与培养，人才是人力资源管理的根本和核心。医院要想实现人力资源的管理，人员的素质与能力是关键的环节。人本性体现在尊重个体的意愿、关注个体的多层次需求，满足其利益或学习的需要，在充满人文情怀的氛围中，才能调动个体的积极性与工作的热情，才能提高工作效率及医院效益。

2. 系统性原则

医院人力资源管理虽然是对"人"的管理，但其内容涉及多方面，包括人才的发展规划、制度的制订以及选拔、考核、任用、培训、薪酬福利等方面。各部分相互协调，共同作用，形成统一的整体，这也是实现管理有效性的前提，因而，医院人力资源管理具有系统性的特点。

3．开发性原则

人力资源管理是对人潜力的挖掘与利用。对于医院人力资源管理而言，开发性特征表现在，既注重对馆员原本能力的启发、调动，也包括通过培训教育促使其潜在能力的锻炼，激发人的潜力，主要是智能的培养。此外还包括对道德觉悟、思想文化等方面的开发，旨在培养员工的价值观及敬业精神。只有大力开发人力资源，根据人才特点，做到合理配置，才能有效促进医院事业快速、有序的发展。

4．科学性原则

医院管理是借助科学的管理理念与管理方法而进行的活动，人力资源管理作为医院管理的一部分，因而科学性体现在管理的各方面。在管理中，人力资源体现了科学、严谨的特点。此外，不同于以往人事行政命令式的管理方法，医院人力资源管理充分强调了以人为本的理念，在尊重、关注员工人格、尊严的基础上，将考评与奖励、晋升挂钩；考核的类型将客观题考核与专家审评相结合，最大限度地激发员工的工作热情。

四、医院人力资源管理存在的问题

（一）人力资源管理观念落后

随着经济的发展，医院人力资源的管理越来越跟不上时代发展的步伐。医院在发展过程中，不断创新原来的医疗体制，但是在人员管理方面却存在很大的滞后性，具体表现为管理人员整体的素质跟不上时代发展的步伐；医院人力资源管理的理念落后，与西方发达国家相比我国医院还存在很多的不足，如绩效考核体系不够健全、医疗企业文化的缺失等。从当前我国医院人力资源管理的观念来看，人们会发现很多医院的人力资源管理仅仅是围绕着工资、招聘、培训、晋升等方面来开展，这在一定程度上阻碍了医务人员向前发展的步伐。

（二）重视使用，轻视培养的问题较为突出

随着经济的发展，很多医院对于医生的重视程度都越来越高，但却只停留在重视的程度上，并没有采取有效的措施对其进行培养。对于一些经济欠发达的地区，很多医院的医生往往身兼数职，并且由于医院的经费有限，很多医生没有办法更好地开展工作，自身也无法获得再学习的能力。此外，很多医院的管理者对于医务人员的培训并不是十分重视，这就使得医院对培训的投入力度相对较小，这也在一定程度上降低了医务人员参与培训的可能性，也会在一定程度上降低培训的质量。值得注意的一点是，这个问题不是只在一些小的医院中会出现，在一些大的医院也会出现这种情况。正是因为这种问题的出现，使得很多医院的技术水平得不到提高，这在一定程度上降低了我国医疗的水准。

（三）激励机制不健全

在现今的企业管理中，激励机制已经成为激发员工工作热情和工作效率的有效手段。但是，在当前的医院管理体制中，显然缺少对医务人员的有效激励。激励按照内容来划分，可以分为物质激励和非物质激励；按照形式来进行划分，可以分为内部激励和外部激励。在当前的医院管理中，没有哪个医院单纯的依赖一种来对员工进行激励，医院更多的是通过对医务人员的工作量、职称等进行物质激励和外部激励。从目前医院的发展形势看，人们会发现只对医务人员实施物质激励和外部激励显然是不够的，因此医院还应该对员工实施非物质激励和内部激励。目前，整个医院系统存在非常严重的医患问题，这个环境下全体医务人员都处于长期紧张的状态，这显然是不利于更好地开展工作，在此时对医务人员实施内部激励和非物质激励就显得尤为重要。

（四）人员素质不统一

人员是医院的主要因素，训练有素的人才是社会化服务的关键。高素质的人员既有信息资源采集处理能力，又有鉴别开发能力，同时，富有知

识型与经营型为一体的复合型人才，对医院社会化服务具有能动的促进作用。在整个医疗管理体系当中，明显存在医务人员素质不统一的现象，这在很大程度上影响患者对于医务人员的态度，在很大程度上影响医疗的水准。总体来说，医院人员整体素质存在的问题主要是安于现状，没有突破传统的为医院服务的思想，机械式地对病患进行服务，这成为制约社会化服务的不利因素。

（五）缺乏统一的、科学的体制和管理制度

医院社会化服务离不开医务人员、社会、资源、技术等各元素的协同共进，为保障社会化服务的有序进行，需要先了解服务对象，与之进行有效沟通与协调，进而有针对性地利用资源、技术优势为其提供专业的治疗服务。所以，各个部门的配合和支持是社会化服务顺利进行的基础和前提。此外，由于长期的服务模式，致使医务人员缺乏工作的积极性。医务人员对提高医院的社会化服务有着决定性的作用，因此调动医务人员的积极性与主动性显得尤为必要，这就需要从制度上建立统一的、科学的体制和管理制度，制订相应的激励与考评制度，贯穿于社会化服务的过程，从而为适应和保障医院社会化服务良好运行提供支持。

五、医院人力资源管理主要应对策略

（一）消除人力资源管理制度存在的缺陷

医院在进行人力资源的管理过程中，需要结合医院自身的实力以及以往管理的经验革新人力资源管理模式。此外，医院需要有针对性地对管理模式中存在的问题进行修复，这就需要管理者找对制度上存在的缺陷，在整个革新的过程中，医院可以组织专家团队对制度现存的问题提出建议和整改措施。如果必要的话，医院也可以邀请一些知名管理者对企业内部人力资源管理制度进行整改。总之，医院需要多方面采取行动消除人力资源管理制度上存在的缺陷。

（二）建立健全激励机制

健全的激励机制是解决医院人力资源管理存在的问题的主要措施。建立健全的激励机制可从以下两方面入手：

其一，医院需要建立和完善薪酬机制。为了激发医务人员的工作热情，医院需要针对医务人员对医院的贡献，制定合理的薪酬管理机制。

其二，医院在对医务人员进行激励的时候，需要采取物质激励与非物质激励、内部激励与外部激励相结合的方式。例如，医院可以对有卓越贡献的医务人员采取提薪并授予荣誉称号的奖励；或者医院可以对优秀的人员进行不定期的培训，这在一定程度上可以增强员工的自信心和满足感。如果医院可以用好激励制度，将会提升医院自身的凝聚力，也会提升医院在整个行业内的竞争力。

（三）构建扁平化组织架构

当前医院的组织框架是金字塔式，金字塔式的组织框架在一定程度上会导致权力的滥用、权力的重叠等，并且在执行的过程中效率非常低。所以，在新的人力资源管理模式中，很多医院都将采用扁平化组织架构，这是因为扁平化组织架构很好地抑制了权力的滥用，并且由于组织层次的减少，使得信息可以快速地下达，增强了医院适应市场形势的能力。医院在扁平化的组织架构中，更加注重人的作用，逐渐把人放在管理的主体地位。

（四）对医院人资管理规划进行完善

人是医院人力资源建设中的重要部分，只有切实提高医院全体工作人员的素质，才能真正实现高质量的服务，才能更好地为人民服务。因此，在医院人力资源管理规划中，要做好人力资源建设。具体来说，可以从以下几点执行：第一，理念是行动的先导，只有树立正确的理念，才能确保行动的效率和效果。因此，在人力资源建设中，必须使医院全体工作人员明确服务理念，明晰自身的角色定位，并且要彻底摒弃传统的服务理念，号召医院工作人员迎难而上、勇于担当，把医院人力资源规划工作不断推向前进。第二，构建合理的医务人员激励和晋升机制，明确奖励标准和晋升制度，做到有功必奖、有过必罚，使全体工作人员各司其职、各负其责，避免相互推诿，提高工作效率，改善工作效果。

第二节 新形势下医疗机构人力资源管理的创新与发展趋势

随着经济的发展、技术的进步以及市场经济体制的逐渐完善，知识已经成为推动当前世界不断向前发展的不竭动力。在 21 世纪，知识已经成为企业发展的智力资本，企业要想在市场中占据战略地位，就需要不断完善企业的知识结构，就需要培养适合企业发展的专业性人才，人才在这个时候成了知识的载体。因此，随着当今世界对于知识的重视程度越来越高，人才也将成为决定世界发展的促进因素。所以，人力资源对于企业的发展是至关重要的，有效的人力资源管理可以促进一个企业的发展，反之，无效的人力资源管理甚至会将一个企业推向深渊。

目前，人力资本已经成为企业不断向前发展的主要动力来源，这就使得各类企业都将人才的培养当成企业可以持续发展的要素之一。因此，在本节中笔者将提出 21 世纪下我国人力资源管理的发展趋势，并在同一背景下提出了人力资源管理所具有的创意表现和发展趋势。

一、创新改革人力资源管理的意义

（一）有利于提高企业的核心竞争力和发展潜力

随着经济的发展，人力资源已经成为推动企业发展的重要因素，并在一定程度上影响企业的经营水平。如果一个企业可以有效地利用人力资源对员工进行管理，这将会在最大限度上激发员工的潜力，同时也会提高员工自身的竞争力以及发展潜力。可以预见的是，当全体成员自身竞争力和发展潜力都得到提高的时候，企业也将会提高自身的核心竞争力和发展潜力，最终会使企业盈利，这才是企业经营发展的最终目标。

（二）促进企业和员工关系的和谐

一个企业的发展必然离不开全体员工的共同努力，因此企业想要不断地向前发展，就需要提升员工对企业的认同度。为了提高员工对企业的认同度，企业需要形成特定的企业文化，良好的企业文化可以引导员工形成良好的工作态度，可以使员工将企业的发展当成自己实现价值的方式。传统的人力资源管理很难调动员工的积极性，也很难将企业文化与员工结合起来，相对于传统的人力资源管理，改革后的人力资源管理明显具有技术上的优势，改革后的人力资源管理将人作为整项工作开展的核心，在管理的过程中尽可能维护人的权益，而不是像之前那样站在企业的立场上处理工作。所以，改革后的人力资源管理可以促进企业和员工关系的和谐发展。

二、我国人力资源管理的创新尝试

人力资源是医院持续健康发展的重要因素，对医院的创新发展具有重要意义。因此，只有运用现代化的管理体系，加强医院人力资源管理的创新与发展，才能在 21 世纪赢得医院的竞争优势。

（一）对人才结构进行优化

人力资源从发展之初到现在都偏向对于人的管理以及对于人的利用。现代医院服务不同于传统单向的服务模式，在满足用户信息需求的同时，还要关注员工自身的需求。加强人力资源的管理不仅要不断提高员工的素质与能力，还要进行员工结构的优化，在合理配置员工结构的前提下，医院才能够更高效地为患者提供高质量的服务，才能起到事半功倍的效果。

对于医院人力资源管理而言，要将优化人才结构作为管理的第一要务，建立完善的人力机制，从人员的选拔到录用，采取公平、公正的竞争原则，综合考虑医院的规模，根据人员的差异与特长，按照人员的学历、职称、专业等，有计划、有步骤地形成涵盖医院各领域的人才结构队伍，适时调整、优化配置，尽量构成一个完整的人才知识结构，避免人力资源的浪费。

（二）重视思想上的引导

现代管理不仅是对人的行为与能力的管理，更重要的是人心的管理。所以，需要用先进的思想武装人的头脑，这是成功的关键。现代医院人力资源管理，应该从根本上转变思想观念，把思想工作放在首位，树立"以人为本""患者至上"的服务意识，以平等的观念对待员工及患者，发挥医生团队的主体作用，培养员工的责任感及归属感，增强其工作的积极性和稳定性。对于管理者而言，要具有全局意识，从总体上把握医院发展的现状与未来，营造和谐有度的医患环境，从而将医院人力资源管理推向新高度，达到效率与成本的优化统一。

（三）人才培育要多样化

21世纪是知识的时代，也是人才急需的时代，人才是各行各业竞争力提升的关键。医院人力资源管理的有效性，更需要高素质的管理人才。尤其是当下，科技的进步，促使各种先进技术和设备广泛普及，只有具备高素质的专业技能，才能使这些技术设备和医院资源得到大限度地发挥。因而，在现代医院人力资源管理中，需要加强员工整体素质和工作能力的提升。

当前，主要是通过员工培训达到员工能力提升的目的。基于现阶段医院人力资源管理的现状，应积极拓展多种培训渠道，实现人才培养的多样化。其一，积极引进高层次人才和紧缺专业人才，以完善医院人才结构；其二，自学为主。鼓励员工在工作之余，借助多种学习交流平台，提高自主学习的能力，以提升自身综合素质；其三，针对人员学历层次的不同，鼓励员工展开不同学历层次的教育，对于较低学历者，以提升学历为主，鼓励他们纵向努力，以进修的方式获取相关专业证书；而对于学历较高者，可倡导其进行横向发展，在巩固现有知识的基础上，学习其他知识，以丰富专业能力。其四，医院要为员工能力培养做好继续教育的工作，营造良好的学习氛围，定期开展各种形式的培训、学术讲座，或加强同各类培训基地的联系和合作等，以保证医院事业快速、持久的发展。

（四）引入人才激励和竞争机制

激励与竞争是管理的主要手段，是理想目标达成的内在动力。医院人力资源管理价值的发挥，关键就在于此。竞争促进发展，在优胜劣汰的作用下，竞争的优势不言而喻。医院人力资源系统应该引入公平的竞争激励机制，定期对员工进行考核，将优秀人才的重要性凸显出来，以调动其工作的积极性。在提升人员竞争意识的前提下，达到提高工作效益的目的。

三、新形势背景下的人力资源管理发展方向

（一）牢固创新思想，树立人本理念

在市场经济的大背景下，企业要想长久的发展，就需要坚持以人为本的管理理念。人才是企业发展的核心要素，所以在人力资源管理的过程中，管理者需要把人才放在企业发展的战略地位，正确认识人才对于企业发展的关键作用。企业在进行人力资源管理的过程中，需要调动全体成员共同参与企业的管理，只有充分调动企业人员的参与意识，才能体现员工主人翁的精神。此外，企业在人力资源的管理过程中除了要培养员工的主人翁精神外，还需要培养员工的创新思想以及竞争意识，只有把创新意识和竞争精神作为企业发展的核心价值观，才能打造一支所向无敌的队伍。

（二）创新管理机制，整合工作内容

在市场经济的大背景下，企业要想真正的落实"以人为本"，就需要创新管理机制，整合工作内容。

第一，企业的管理者需要转变传统的管理思维，需要在企业的发展过程中实施以人为本的管理，要用发展的眼光看待企业的人力资源管理。

第二，企业在人力资源管理的过程中，不应该只局限于眼前的发展现状，而应该着眼于企业的长远发展。

第三，企业在发展的过程中，可以采用不定期不记名的形式听取员工对于企业的实际意见，只有这样企业才可以从实际出发，才能更好地了解

员工的实际需求，才可以使员工找到归属感。

第四，管理者需要在坚持以人为本的基础上，设计出一套适合人员发展的工作制度、工作流程，这样可以保证员工的才能得到最大程度上的发挥。

（三）树新风重管理，强化上层建筑

对于医院的人力资源管理而言，上层建筑的发展即管理层的发展尤为重要。在构建上层建筑的过程中，医院应该始终坚持公平、公正、公开的原则，致力于打造一支专业性极强的队伍。此外，医院可以提升优秀者的思想水平和业务能力，也可以通过人才储备的战略不断强化人力资源管理中的上层建筑。

四、我国人力资源管理的发展趋势

（一）人力资源管理日趋虚拟化

随着经济的发展，互联网技术在人们生活中的应用越来越普遍，在这种发展的趋势影响下，企业开始将互联网技术应用到人力资源的管理方面，如人员的招聘、人员的培训等方面。21 世纪，企业的人力资源管理不仅需要对互联网技术进行应用，还应该在其中应用一些虚拟化的技术，并将虚拟化的技术和实际的工作相结合。在虚拟技术高速发展的今天，企业要想长久的发展，就需要利用虚拟技术对员工进行培训，包括对虚拟技术的使用培训、专业知识的培训、管理知识的培训等，这种借助虚拟技术进行人力资源管理的手段，可以有效地促使员工进行自主学习。员工在虚拟化下进行工作可以突破时间和空间的限制，并且员工的绩效考核也可以在网络上开展，员工也可以通过网络将自己的工作成绩展现给上级领导，上级领导也可以针对员工的工作给予最切实际的点评与考核。随着虚拟技术的普及，人们越来越关注其在各领域内实际应用，因此企业人力资源管理部门对于虚拟技术的应用已经成为企业发展的重点关注对象之一。

（二）人力资源管理需要兼顾其战略性

战略（strategy）一次最早出现在军事领域，对于企业来说，战略是支撑企业长久发展的根本保证，企业只有对各种战略进行统筹管理才能取得良好的管理成绩，才能增强企业的凝聚力。目前，很多的企业都缺少战略性的规划，这是当前众多企业所面临的主要问题之一。人力资源与其他资源相比，具有很强的特殊性，表现在它的获得不仅仅是通过进行物质交换得来的，还表现为企业的员工需要对企业有足够的忠诚，在困难面前可以与企业共进退。从这一方面来说，企业的人力资源管理不是一项简单的工作，而是一项非常烦琐的系统性工作，因而企业在实施的过程中需要有充分的准备。只有这样，企业才能形成完备的人才储备库，才能人才的发展与企业的发展相匹配。

（三）人力资源管理的外包化日益明显

人力资源管理外包是指企业将成本高、费时、对企业没有影响的工作外包出去，交由其他企业或者部门进行管理，以此来降低企业的人力资源管理成本，实现企业管理效率的最大化。随着经济的发展，企业的人力资源管理外包已经渗透企业事务的方方面面，如企业工作的流程、企业制度的创新等方面。在越发复杂的市场竞争环境中，企业越来越注重产业合作所带来的经济效益，对于人力资源管理来说，外包将为企业带来更大的经济利益。

（四）人力资源管理过程中更具人本化

21世纪，以人为本已经成为企业不断向前发展的推动力量。所以，企业在对人员进行相关管理的时候，需要把人放在首位，需要重视人的发展，需要将企业的发展与员工个人的发展结合起来进行考察。此外，企业需要为员工提供公平竞争的平台，使员工的优势可以在这个平台上获得持续的发展，可以为企业做出更多的贡献。

五、医疗机构人力资源管理的创新

在前文中，笔者对医疗机构人力资源管理现状进行了详细的分析，并提出了相应的解决对策。随着经济的不断发展，社会背景的不断变化，医疗机构的人力资源管理也要随之创新，这样才不会被社会摒弃。

（一）医院人力资源管理规划

1. 研究医院人力资源发展规划的原因

我们只有对医院人力资源发展规划进行研究，才有可能从中发现其存在的问题以及发展趋势，才能从根本上解决这些问题，才能促进医院人力资源的管理，才能促进医院的长足发展。

2. 我国人力资源管理规划的重点

我国医疗机构的人力资源管理规划的重点可以概括为以下几个方面：第一，医院的人力管理机构需要树立全新的人力资源管理理念，从根本上强化人力资源管理的职责；第二，医院在进行人力资源管理的过程中，需要注意管理人员的合理配置，如安全性配置和有效性配置等；第三，医院在发展的过程中，不应该对各类医务人员采取一样的培训制度，而应该特别注重对骨干人员的培养；第四，随着经济的发展，很多医院的培训制度存在各种的不适应，这就需要医院完善本院的培训制度，需要针对本院人员自身的素质制定合理的培训制度；第五，为了保证各项工作的顺利开展，医院需要制定和完善各项规章制度；第六，为了精简流程，医院需要简化流程手续，这样可以更好地提高工作效率；第七，医院为了提高员工的工作热情，需要重视对员工的绩效考核，这就需要医院根据本院员工的工作成绩制定合理的考核制度。第八，医院需要引导员工建立和完善员工职业生涯规划，使员工对自己的未来有一个清晰的认识。

（二）医疗机构人力资源管理的创新方向

医院的人力资源组成比较复杂，包括护理人员（主任护师、副主任护师、主管护师、护师、护士、护理员）、药剂人员（主任药师、副主任药师、主管药师、药剂师、药剂士、药剂员)、医生、其他技术人员等。这些人员的知识结构都比较复杂，可以说他们的知识结构有交叉的地方，但是不存在完全一样的地方。因此针对医院人力资源管理多样性的特点，人力资源管理部门应该采取多样化的管理模式，充分落实以人为本的管理理念，这将在最大程度上实现利益的最大化。下面是笔者针对医院机构人力资源的创新管理提出的几点意见和看法。

1. 制定合理的分配制度

医院最初的含义是"客人"，是用来安置落难人群的地方，随着经济的发展，医院逐渐演化为现今的医疗机构。医院不同于其他的工作机构，它具有特殊性，这是由医院自身所具有的职能决定的。医院要想制定合理的分配制度，就需要根据医院的实际情况来制定，医院需要综合每个员工自身的能力和发展水平，并在这基础上制定有效的分配制度。除了企业支付给员工的基本薪资外，医院还应该建立健全基本的薪资奖励制度，如果员工在某方面表现得尤为突出，医院可以给予该员工适当的薪资奖励，这可以在一定程度上达到激励员工的目的。同时，医院还应该在一些部门设置特别的奖励，这些奖励的授予需要有一定的标准，员工只有达到这样的标准，企业才可以将这个奖励授予给他。此外，绩效的考核需要有一定的幅度变化，不能长时期的一成不变，如果总是在一个水平线上进行调整，这将会降低优秀员工的工作热情，也会助长不良风气。

2. 最大程度做好人力资源的开发和利用

随着经济的快速发展，医院要想最大限度地开发和利用人力资源，就需要始终坚持以人为本的工作方针。医院在进行人力资源的管理过程中，需要结合每个人员的工作素质、工作状态、后期学习能力等进行合理的统筹规划。此外，医院在进行人力资源管理的时候需要结合每个人的工作愿景、工作能力将这个人的潜力发挥到最大的限度，并将这个人安置到适合他的岗位上去，只有这样，医院的人力资源管理可能发挥最大的效用。反之，如果医院没有将全体医务人员进行合理的配置，就会不可避免地产生资源的浪费，这样会使得一部分医务人员降低其工作的效率，就不会在其工作岗位上产生应有的价值。所以，在未来医院需要将每个员工与医院的发展结合起来，让医务人员可以在医院中找到归属感，这可以让每个员工的自身能力得到最大程度的发挥。

3. 建立合理的人才吸引机制

公立医院与私立医院在本质上最大的区别就是关于员工福利待遇的问题。公立医院是指依靠国家财政扶持的医院，这就表明在这里面工作的人员薪资待遇是相对稳定的；而私立医院又可以称之为民营医院，是指非政府公办的，并且没有国家的财政扶持，员工要想在私立医院获得较高的薪资，就需要员工凭借自身的努力。因此，在现今的市场经济发展大背景下，不论是公立医院还是私立医院都需要进行管理体制的改革，因为只有制度完善了，才能更好地留住人才。创新是医院不断向前发展的不竭动力，也是防止医院工作制度、管理体制僵化的重要保证。为了保证这一点，医院可以从以下几个方面着手进行改进。第一，医院在进行招聘的时候，需要提升硕士以上毕业生的招收比例；第二，医院需要为医学专业的人才提供良好的福利待遇，如薪资待遇、晋升待遇、进修待遇等；第三，医院需要鼓励所有的人员树立终身学习的观念，同时也应该鼓励医务人员在工作中总结经验，在加强理论知识学习的时候，也应该加强实践技能的训练。

学习如逆水行舟，不进则退。所以，医院需要对人才开展再学习的训练，只有不断增强人员的理论知识与实践技能的训练，才能使医院增强核心竞争力。党的十九大报告提出，我们要坚定不移的实施科教兴国、人才强国的战略，并培养一批具有国际水平的战略性人才，只有这样才能为国家的富强、民族的昌盛做出突出的贡献。

4. 通过各种渠道，为医院培养需要的人才

医院和医科大学有着明显的不同，具体表现为医科大学可以为学生提

供丰富的理论知识以及少量的实践经验；而医院可以为员工提供更为丰富的实践经验。医学和其他专业存在明显的不同，医学的开展更需要实践经验的支撑，没有实践经验支撑的医学只可能是空中楼阁。医院带给员工的知识往往不像书本上所写的知识，这些知识更为复杂，这些知识背后是患者的生命，所以这些知识更为谨慎。正是因为两者具有明显的不同，也更显现了专业人才的重要性。所以，对于医院来说，有用的人才可以说是医院持续发展的不竭动力。所以，医院需要通过各种渠道培养专业的优秀人才，如培训、师徒制等，同时医院需要为人才的培养创设一个良好的环境。

六、医疗机构人力资源管理的发展趋势

随着经济的发展，医院的人力资源管理发生了翻天覆地的变化，具体表现为管理目标、管理手段、管理职能等方面。在全新的发展模式下，人力资源呈现了几种不同态势的发展：一是超前性规划；二是系统性规划；三是动态性规划；四是个性化规划。笔者认为，新形势下，我国的医疗机构将主要向以下两个方面发展：

（一）人事行政管理体制趋向折中制

随着医院的不断发展，人力资源管理显现出了一些弊端，这些弊端主要表现在人力资源管理部门的外部和内部机制上，但也显示了折中制本身的优势，而折中制是许多国家通过多年的不懈努力而形成的。折中制主要表现在以下几个方面：

第一，人员分类制度走向融合。随着经济的发展，社会专业化程度也越来越高，很多企业开始进行专业化的分工，目的是提高企业的效率。然而，人员的分类制度却另辟蹊径，具体表现为其淡化了专业意识，并在淡化的过程中不断适应社会的发展需要。

第二，通才与专才并重发展。通才指的是通用人才，适应社会发展的各方面需求；专才指的是专业人才，只适应社会某一方面的发展需求。从两者的解释我们可以看出通才和专才存在明显的不同，但是通才和专才都

具有明显的局限性。如果医院在培养人才的时候只关注一种人才的培养，显然是不可取的，所以医院在进行人才培养的时候，应使通才与专才并重发展。

第三，传统的人事管理将转向人力资源开发。21世纪是知识的时代，人才作为知识的载体具有明显的竞争性，这就使得人才的流通性比较大，也就会改变人才的择业观，加大人才的自主择业。

第四，员工成为医院的客户。医院与医务人员之间的关系是雇佣的关系，所以在工作的过程中，劳动双方都应该遵守契约精神，并在工作的过程中承担相应的责任。

（二）注意以人为本的管理理念

以人为本，是指在工作的过程中更加注重人的意愿，并把人的意愿作为一切工作的出发点和落脚点。医院只有坚持以人为本的工作理念，才能从根本上为员工创造一个舒适的环境，才能在竞争的背景下吸引更多的优秀人才。

人力资源在管理的过程中，需要明确医院需要管理的内容，如医院现存的问题、医院的发展方向、医院当前所面临的机遇以及挑战等。同时，人力资源管理部门需要根据医院的实际进行管理，并根据时代发展的特征对人员进行管理。值得注意的一点是，人力资源的规划应以医院的总体发展方向作为指导，也就是人力资源管理所开展的工作都要围绕着它来进行。

总之，医院的人力资源管理不能闭门造车，还需要结合其他医院的人力资源管理进行实时的更新，这是因为人力资源的创新对于医院的生存和发展具有非常重要的意义。所以，医院在创新的过程中不应该只采取一种方式，还应该结合医院内部人员的意见进行创新，这样不仅会推动医院内部的管理水平，还会推动我国医院事业的长久发展。

第三节 基于激励措施下的医疗机构人力资源管理分析

人力资源管理是现代医疗机构管理的重要课题，特别是伴随着我国社会经济的飞速发展以及医疗技术水平的不断提升，我国人民对于医疗卫生的要求也越来越高了。在医院的众多资源中，人力资源是最为重要的资源。人力资源管理的好坏直接影响着医院未来的发展前景以及医院在市场上的竞争力。同时，它对医疗工作的正常开展以及医院的持久发展发挥着重要的作用。因而，医院的人力资源工作者必须要加强对人力资源的管理，通过建立全新的人力资源管理激励制度以及管理模式，来提升医护人员的工作积极性，进而提升医院的市场竞争力。

一、激励措施的概念

（一）激励

激励是人力资源管理的重要内容，是指企业通过物质和非物质、外部和内部相结合的形式激发、引导组织成员朝着组织目标前进的过程。换句话来说，激励就是积极调动人行为的过程，这个调动可以激发人员工作的热情度，促使员工改变原有的行为，使之转变为为企业服务的过程。每个人在工作的过程中都会存在惰性和厌烦期，这就需要组织的管理者对其进行调动，如果组织管理者对组织成员的激励水平较高，那么组织成员的行为就会表现地非常积极，反之则会消极。对于医院来说，如果想要制定激励机制，就需要建立一个竞争的环境，并且需要把竞争引入到激励的机制中，并通过物质激励和非物质激励、外部激励与内部激励相结合的方式，规范和引导组织成员的行为。

（二）激励机制

激励机制是指企业通过特定的方式方法、管理体系，将员工对组织及工作的承诺最大化的过程。企业在运用激励机制的过程中，企业的管理者需要运用多种激励手段对组织成员进行激励，并使企业的目标可以在激励的过程中得以实现。

（三）激励措施在医疗机构人力资源管理中的重要性

在新医改的大背景下，我国的医疗事业迎来了崭新的时代。在改革的推动下，医院的人力资源管理得到了优化和调整，这已经成为医院持续发展的重要保障。激励措施在医疗机构人力资源管理中具有非常重要的作用，这可以在一定程度上推动医院不断地向前发展。

第一，激励措施有助于提高人力资源的管理效率，有助于最大限度激发人员的工作热情。企业的人力资源管理不是一蹴而就的事情，企业如果想要在管理过程中提高人员的素质，就需要发挥激励的作用。有效的激励措施，一方面可以使医院形成和谐的工作氛围，可以为医务人员、病患创造良好的工作环境；另一方面，人力资源事关企业的发展，有效的激励措施可以激发员工的潜能，在提高其工作积极性的同时，也能更好地体现员工的工作价值。

第二，有效的激励措施可以增强医院的竞争力，可以优化医院的人力资源管理模式。在新医改的背景下，我国的医疗事业不断焕发新的生机。医院如何在新背景下进行人力资源的发展研究就显得十分的重要。在医院的发展过程中，管理者首先需要制定正确的方针策略，并始终坚持以人为本的激励措施，坚持以员工的利益作为医院工作的出发点和落脚点。同时，医院应以激励为手段，促使员工与医院共同努力形成良好的工作氛围，如果这一点可以达成的话，将会大大增加医院的核心竞争力。

医院可以通过制定合理的激励机制，鼓励员工积极参与工作，并提高工作的积极性。与此同时，激励机制的落实也可以使医院重新焕发新的生机，可以在公平、公正、公开的氛围中激励员工创造价值，这将在很大程度上为医院保留住优秀人才。

二、人力资源管理激励措施

21 世纪，医院为了创设多样化的激励措施，激励人员更好的进行工作，采取了多方面的努力。如图 9-1 所示，这是现今医院对人员激励的常见措施，这些措施通常是单独进行使用或多个一起进行使用。从图上人们可以看出现今医院的人力资源激励措施主要以物质激励、非物质激励为主，但还会辅以内部激励，如晋升激励等。医院为了表彰优秀的员工，鼓励其他员工，通常会采取多种激励措施并行的方式。

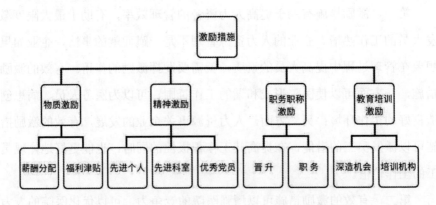

图 9-1 医院人力资源管理的激励措施

值得注意的一点是，激励措施可以从宏观激励和微观激励两个方面来进行考量。宏观激励在上面我们已经提到过，也就是物质激励、环境激励等；微观激励主要包括晋升激励和进修激励，这些激励在下面将进行统一介绍，这里将不再进行赘述。

（一）医疗机构在人力资源管理方面的宏观激励措施

1. 物质激励

物质激励是医院最常见的一种激励方法，这是医院对人力资本进行管理的最直接、最有效的方式。在物质激励中，薪酬分配、福利津贴是主要元素。

第一，医院应在公平、合理的原则下建立全薪酬体系。医院需要根据各岗位的不同设置不同的全薪酬体系，这可以在最大限度上保证公平、公正。如果有另外的实际需要，医院可根据具体的实际需要适当修改薪酬制度，这可以在一定程度上体现薪酬的激励作用。

第二，建立健全医院内部的分配制度。医院的内部分配制度属于内部激励的一种，如果分配好的话，可以在一定程度上提高员工的工作积极性，也会优化人员的薪资结构。

2．精神激励

在医院的各种激励措施当中，精神激励是内部激励的一种形式，同时也是对物质激励的一种补充，是构建和谐文化的必要保证。医院通过合理、适当的精神激励，可以优化医院的人力资源配置，净化医院人员的工作思想。精神激励作为其他激励的补充，它可以使其他激励发挥到最佳的状态。

首先，在实施精神激励的过程中，医院应该在思想层面上关心员工，使员工获得精神动力，尽最大限度解决他们的思想难题。例如，营造和谐的部门氛围，创造丰富多彩的部门文化活动，这是精神动力的有效体现。

其次，为了解决员工的后顾之忧，医院的管理者应该时刻关注员工的家庭情况，具体表现为：医院应为全体医务人员建立家庭档案，并设置档案管理部门进行档案的管理工作，工作人员需要定期组织专家为医务人员的家属进行健康会诊，同时在年节的时候，档案管理人员需要为员工家属送去慰问。此外，如果员工的家属有些特殊的情况，档案管理人员也是需要注意的。档案的管理信息不是一成不变的，而是需要全体医务人员定期进行维护的。

最后，医院在对全体员工进行激励的时候，需要着重帮扶有困难的员工，甚至要为他们制定统一的帮扶制度，这将会使精神激励达到最大化。

3．环境激励

在这些激励措施中，虽然环境激励措施似乎含糊不清，但事实上，环境激励对医院员工的影响非常大。科学的环境激励措施可以为医院留住一些专业人才，这些人才的保留将会在一定程度上提高医院的竞争实力。此外，良好的工作环境可以使员工保持愉悦的心情，并带着这种心情努力工作。一些私立医院往往比公立医院的环境好，这也是它们可以吸引人才的原因。因此，为了提高我国的医疗（特指公立医院）服务水平，就需要发挥环境激励在实际工作中的作用。

第一，医院应立足于自身实际情况，合理优化医院的环境，如果资金不允许的情况下可以延后进行改善，强制执行的话，会影响医院的医疗水准。

第二，在采取激励措施时，医院应该注意环境的营造，使医务人员人人都具有主人翁的精神，真正实现人人为我，我为人人的温馨氛围，逐渐消除部门之间的疏离感。

（二）医疗机构在人力资源管理方面的微观激励措施

随着经济的发展，人们对于激励的需求也愈发高涨，在现今医院的人力资源管理中，激励对于管理的作用也愈发凸显。这是因为科学、合理的激励可以帮助医院留住人才，可以为医院培养人才。此外，科学、合理的激励措施可以使医务人员的工作热情度得到充分的发挥。

1. 加大绩效奖励，提高员工的工作积极性

绩效是医院在人力资源管理激励方面所施行的一种方法，绩效可以提高医务人员的工资。医务人员的工资是由基本薪资＋绩效组成。基本工资是国家统一为医务人员安排的，但是绩效薪资却是灵活可调的。因此，医院要想提高员工的薪资水平，只能从绩效方面来进行调整，从而达到提高员工工作积极性的目的。

2. 强化对医院员工的培训力度

医院是一个救死扶伤的地方，医务人员自身的专业素质决定了病患的生存概率。所以，医院为了最大限度保证患者的生命，就需要不断提高自身的综合素质。但是，由于医院的经费有限，医院不可能让所有的医生都参与培训，所以医院可以选择专业素质过硬的医生进行培训，这一方面可以留住人才，另一方面也可以节约资金，提升医院的综合竞争力。

3. 进修激励

在医院的人力资源管理系统中，应改变传统的进修计划，即医院应安排合格的人才出国学习。在医院的发展过程中，人力资源管理部门应积极运用科学合理的继续教育激励机制。医院的医务人员可以根据自身的专业技能，提出适合自己的进修方法，部门主管负责审核。与此同时，医院为了确保员工计划的可行性，还需要让其熟悉医院的整体发展规划，并使他们的进修计划与医院的发展相匹配，同时进修激励的运用也需要遵循公平、合理、胜任的原则。

4. 支持激励

医务人员在很大的压力下工作，如果长时间没有缓解，可能会产生其他问题。在此基础上，医院也应该在激励措施的使用中发挥支持作用。所谓支持激励，是指医院领导干部要支持医务人员的正常需求。遇到相关问题时，医院应该站在正确的角度，帮助医务人员共同渡过困难，而不是盲目地采取奖惩等措施。例如，年轻的护士在夜班期间聊得声音太大，并受到患者的抱怨。医院领导应该了解年轻人的工作和休息习惯，帮助他们正确理解自己的责任，并帮助他们在支持和讲道相结合的过程中不断进步和成长。

三、实施激励措施需要注意的问题

激励措施在优化和调整人力资源管理中发挥着重要作用，但前提是要注意激励措施的科学性和合理性，以便有效地落实激励措施。因此，在实施激励措施的过程中，要注意以下几个问题：

首先，激励措施应该基于医院的实际需求，并且需要在此过程中注意激励的及时性。在系统化和制度化的条件下，医院应该根据员工的实际需要开展激励，以便更好地满足医院和个人的发展需求。与此同时，在激励的过程中，医院应该采用物质激励与非物质激励相结合的方式。

其次，激励措施应侧重于目标导向，并加强激励手段的重要性。激励措施的出发点和落脚点是如何深化职工医院的发展，形成互利共赢的良好局面。因此，在制定激励措施的过程中，医院需要正确定位激励目标，以确保激励手段可以发挥它应有的作用。第一，激励目标是实施激励措施的重要保证，但医院过分强调目标的定位，忽视了激励手段的使用，激励目标不仅难以实现，而且也会削弱激励措施的激励效果。第二，奖励措施的实施是一个过程，强调所有相关方的作用（强调医院应该瞄准目标）。在标准定位的基础上，管理者应加强激励手段的引导作用，为建立和完善医院激励机制创造良好的内外环境。

最后，激励措施应强调目标，忽视手段。目前，很多医院还没有清楚地认识到激励措施的重要性，也没有明确的激励目标，这就导致管理者无法激发员工工作的积极性，也没有办法达成组织的目标。对于任何企业来说，人力资源管理都是不可或缺的，因此医院应在人力资源的管理过程充分发挥激励的作用。

人力资源管理是我国企业发展必不可少的要素之一，强化人力资源的管理可以在很大程度上帮助企业取得长足稳定发展。其实不只是企业，对我国的医疗机构来说，同样是这样的道理。医疗机构的人力资源是能够维持其长远发展的动力，人力资源管理者只有合理地配置、管理好这些资源，才能在一定程度上帮助医疗机构朝可持续化发展的方向迈进！

参考文献

[1]冉军.人力资源管理[M].北京：清华大学出版社,2010.

[2]杨艳东.公共部门人力资源管理[M].郑州：河南大学出版社,2013.

[3]朱家勇.医药人力资源管理学[M].北京：中国医药科技出版社,2005.

[4]张英.医院人力资源管理[M].广州：广东人民出版社,2011.

[5]王立岩,刘明鑫,王娜.人力资源管理[M].北京：清华大学出版社,2013.

[6]王建安.JCI评审攻略100招提升医院质量与安全[M].北京:光明日报出版社,2013.

[7]朱忆斯.医院三维管理[M].苏州：苏州大学出版社,2017.

[8]王悦.医药人力资源管理[M].杭州：浙江大学出版社,2012.

[9]刘新苗,张国庆.人力资源管理操作实务与范例大全[M].北京：中国铁道出版社,2016.

[10]史秀云,刘俊贤.管理学[M].北京：清华大学出版社,2016.

[11]龚艳萍.企业管理[M].北京：清华大学出版社,2016.

[12]余健儿,张英.现代医院人力资源[M].广州：广东人民出版社,2002.

[13]张松,赵晓宇.医疗纠纷防范告知医患双方[M].北京：兵器工业出版社,2006.

[14]黄东梅.人力资源管理基础[M].合肥：安徽教育出版社,2015.

[15]张民省.新编社会保障学[M].太原：山西人民出版社,2015.

[16]郑海味,陈伟华.经济法[M].北京：清华大学出版社,2011.

[17]张卫红.浅谈公立医院人力资源管理理念与实践创新[J].中国管理信息化,2018,21(23):99-100.

[18]陈方.浅析公立医院人力资源管理三支柱[J].继续医学教育,2018,32(05):65-67.

[19]杨捷,陈嫣妍.医院人才培养的思考[J].世界最新医学信息文摘,2018,18(36):174-175.

[20]岳辉.激励措施在医院人力资源管理中的运用[J].企业改革与管

理,2017(21):79+87.

[21] 李而刚.新形势下对企业人力资源管理优化的思考[J].企业改革与管理,2017(21):65+71.

[22] 梁莹.医院人力资源管理存在的问题与对策分析[J].人力资源管理,2017(09):268-269.

[23] 柴丽.新形势下医院人力资源管理探讨[J].中国卫生产业,2017,14(15):137-138.

[24] 代小川.医院人力资源培训现状及改革创新浅谈[J].人力资源管理,2017(05):251-252.

[25] 张建新,唐月红,王一,等.医院人才队伍建设的思考[J].中国卫生产业,2016,13(24):22-24.

[26] 杨宁.浅谈医院人力资源管理创新[J].企业改革与管理,2016(13):112.

[27] 于晓波.基于激励措施在医院人力资源管理的运用研究[J].中国卫生产业,2016,13(21):3-5.

[28] 周丽梅.浅析新形势下的企业人力资源管理创新趋势[J].中国商论,2016(15):18-19.

[29] 杜剑锋.医院人力资源管理中存在的问题及对策分析[J].人才资源开发,2016(02):35.

[30] 徐斐.员工职业生涯规划设计方案浅探[J].才智,2015(25):321.

[31] 吕娜,刘建文.基于激励措施下医院人力资源管理分析[J].商业经济,2015(06):101-102+135.

[32] 高燕玉,卢红建.基层医院医疗骨干人才职业规划指导[J].解放军医院管理杂志,2015,22(05):444-445.

[33] 工悦敏.我国医院人力资源管理发展趋势及对策思考[J].人力资源管理,2015(03):180-181.

[34] 迟冉.新形势下我国人力资源管理的发展趋势探析[J].商业文化(上半月),2012(05):301.

[35]宋马俊.我国劳动保护基本理论及发展史的研究[J].中国安全生产科学技术,2008(02):103-106.

[36]杜晓梅.医学生职业道德培养途径初探[J].卫生职业教育,2008(02):142-143.

[37]陈宁.战略性人力资源管理工作的开展论述[J].中国集体经济,2018(24):118-119.

[38]韩凯吉.基于战略性人力资源管理的卫生专业人员培训和开发[J].经济研究导刊,2018(14):77-78.

[39]毛静馥.构建公立医院战略性人力资源管理体系[J].中国卫生人才,2014(05):18-19.

[40]陈以槐.谈战略性人力资源规划理论[J].企业家天地,2013(12):47-49.

[41]于成成,郭永松.论医院战略性卫生人力资源的风险管理[J].中国农村卫生事业管理,2010,30(08):637-639.

[42]黄亨煜.基于战略的人力资源规划[J].中国人力资源开发,2006(07):49-54.

[43]王维刚,沈树权.卫生人力资源的开发和管理[J].中国卫生资源,2005(02):62-63.

[44]许庆瑞,郑刚.战略性人力资源管理:人力资源管理的新趋势[J].大连理工大学学报(社会科学版),2001(04):49-53.

[45]徐述湘,徐海军.卫生人力资源开发的探讨[J].中国初级卫生保健,1996(04):13-14.

[46]开滦医疗集团人力资源部刘芳.浅谈医院人才开发及任用[N].唐山劳动日报,2011-06-08(007).

[47]彭月月.民营医院人力资源管理现状、问题和对策研究[D].苏州大学硕士学位论文,2017.

[48]杜鹏.论医学院校学生职业精神的培育[D].河北师范大学硕士学位论文,2014.

[49]徐昕.我国医生人力资本现状研究[D].复旦大学博士学位论文,2011.

[50]张凤林.企业医院薪酬体系建设与医院发展[D].吉林大学硕士学位论文,2006.

[51]于秋月.我国医疗单位薪酬制度研究[D].哈尔滨工程大学硕士学位论文,2004.